GU Kompass
Gute Fette – schlechte Fette

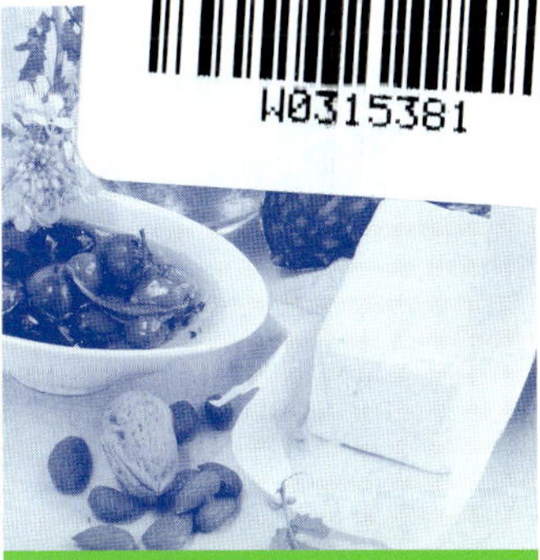

Ein Wort zuvor

»Gute Fette – schlechte Fette« deutet schon darauf hin, dass hier die Fettqualität im Mittelpunkt der Betrachtung steht. Denn extrem fettarm oder sogar fettfrei zu essen ist tatsächlich völlig ungesund. Die gesunde Lösung lautet, fettbewusst zu essen und Fette bester Qualität in der richtigen Menge auszuwählen.

Mit diesem Kompass wollen wir alle ansprechen, die sich umfassend über Körperfette, Blutfette und den Einfluss der verschiedenen Nahrungsfette informieren wollen. Im Theorieteil besprechen wir wichtige Fragen zu Effekten guter und schlechter Körperfette und Blutfette sowie günstiger und ungünstiger Nahrungsfette.

Sie erfahren, wie viel Fett gesund ist, welche Fette lebenswichtig sind und welcher Vitaminschutz nötig ist. Wir informieren darüber, wie Sie gesundheitlichen Risiken gezielt vorbeugen und Ihre Blutfette aktiv verbessern können, indem Sie bestimmte Nahrungsfette reduzieren und dafür andere wichtige Fette bewusst einsetzen.

Ausführliche Übersichtstabellen erleichtern Ihnen die gesundheitsfördernde Fettauswahl. In einem eigenen Kapitel zeigen wir, wie die häufigste entzündliche Erkrankung der Gelenke, die Rheumatoide Arthritis, durch gute Fettauswahl günstig beeinflusst werden kann.

Praktische Tipps für einen fettbewussten Alltag und Anregungen für die Zubereitung gesunder und leckerer Mahlzeiten ergänzen Theorie und Tabellen.

Wir wünschen Ihnen viel Spaß bei der Lektüre und beim genussvollen Umsetzen unserer Tipps.

Doris Fritzsche
Ibrahim Elmadfa

INHALT

Fette – im Allgemeinen

Fette sind ein wichtiger Bestandteil unserer täglichen Nahrung. Sie sind die **Hauptenergiespeicher** des Körpers. Mit 1 Gramm reinem Fett lassen sich 9 Kilokalorien speichern, entsprechend 9000 Kilokalorien pro 1 Kilogramm. Das ist mehr als doppelt so viel, wie mit 1 Kilogramm Eiweiß oder Stärke gespeichert werden kann, hier beträgt der Energiegehalt nur 4000 Kilokalorien. Fette sind somit die größten Energielieferanten.

Ohne Fette kein Leben

Das Wichtigste kurz und knapp gleich zu Beginn:
Für die Gesunderhaltung des menschlichen Organismus sind bestimmte Fette – die guten Fette – lebenswichtig. Das gilt sowohl für die Körperfette wie auch für die Nahrungsfette. Auf die Zufuhr bestimmter Fette können wir verzichten, weil sie vom Körper gebildet werden. Und wiederum andere Fette – die schlechten Fette – sollten maßvoll verwendet werden.
Auf den nächsten Seiten erfahren Sie, welche Aufgaben die Körperfette, die Blutfette und die Nahrungsfette für den menschlichen Organismus haben und welche Fette Sie in welchen Maßen zu sich nehmen sollten.

Die Körperfette

Das Körperfettgewebe ist kein reines Fett, es enthält auch Wasser und einen kleinen Anteil Eiweiß. Deshalb lassen sich in 1 Kilogramm Körperfett etwa 7000 Kilokalorien speichern – immer noch wesentlich mehr als mit Eiweiß oder Kohlenhydraten (Stärke). 7000 Kilokalorien mit Eiweiß oder Kohlenhydraten zu speichern, würde ein Energiedepot von jeweils 1,75 Kilogramm erfordern. Fettgewebe bietet damit den großen Vorteil, bei geringem Kilogramm-Einsatz relativ große Energiereserven anzulegen.

INFO:

1 Kilokalorie (kcal) = 4,184 Kilojoule (kJ)
Eine Energieeinheit, die noch immer verwendet wird – diese »neueren« Kilojoule konnten sich nicht durchsetzen. 1 kcal ist die Energiemenge, die gebraucht wird, um 1 Liter Wasser von 14,5 °C auf 15,5 °C zu erwärmen.

Mehr als nur Energiespeicher und ungeliebte Pölsterchen

Neben ihrer Funktion als Energiespeicher haben diese Fette im Körper wichtige **Schutzfunktionen.**
Einfache Fette werden auch als Neutralfette oder Triglyceride bezeichnet. Sie bestehen aus Glycerin und drei Fettsäuren (siehe auch S. 12). Sie helfen als **Speicherfett** bei der Regulation der Körpertemperatur, schützen als **Baufett** Organe wie Augapfel und Nieren vor Stößen und Erschütterungen und polstern beispielsweise die Fingerkuppen und Fußsohlen.

INFO:

Wie notwendig Baufette sind, lässt sich beim Hinknien spüren. Das Knie ist – im Gegensatz zur Fußsohle – kaum durch Baufett geschützt, deshalb schmerzt das Knien auf hartem Untergrund bereits nach kurzer Zeit.

Zusammengesetzte, komplexe Fette wie **Lecithin** enthalten neben Glycerin und Fettsäuren weitere Bestandteile, wie Phosphorsäure und Stickstoffverbindungen. Sie sind Bausteine der Membranen aller Zellen – vor allem im Gehirn und Nervengewebe.

Cholesterin ist ebenfalls Bestandteil der Membranen aller Körperzellen sowie wichtiger Hormone, wie Sexualhormone und Cortison, und außerdem die Vorstufe von Vitamin D und der Gallensäuren, die für eine geregelte Fettverdauung benötigt werden.

Das richtige Maß an Körperfett – Body-Mass-Index und Fettverteilung

Eine bestimmte Menge an Körperfett ist wichtig zur Gesunderhaltung des Organismus.
Ein Zuviel an Körperfett ist ungünstig:

- Gelenke werden zu stark belastet.
- Organe, allen voran Leber und Herz, verfetten.
- Blutgefäße verengen, mit erhöhtem Risiko für Herzinfarkt und Schlaganfall.

INFO:

Der Body-Mass-Index (BMI) hängt eng mit dem Körperfettgehalt zusammen und ist deshalb ein erstes Maß zur Beurteilung des Körpergewichts.

Der **BMI** lässt sich aus dem Körpergewicht in Kilogramm (kg) dividiert durch das Quadrat der Körpergröße in Metern (m^2) errechnen.

Die Formel hierfür lautet:

$$\text{BMI} = \frac{\text{Körpergewicht in kg}}{(\text{Körpergröße in m})^2}$$

Die Einheit des BMI ist deshalb kg/m^2.
Für eine Person mit einer Körpergröße von 160 cm und einem Körpergewicht von 60 kg lässt sich folgender BMI errechnen:

$$\text{BMI} = \frac{60\,\text{kg}}{1{,}6\,\text{m} \times 1{,}6\,\text{m}} = 23{,}4\ \text{kg/m}^2$$

Für Frauen gilt:
Ein BMI von 19 bis 24 kg/m^2 bedeutet Normalgewicht.
Ein BMI von 24,1 bis 30 kg/m^2 bedeutet Übergewicht.

Für Männer gilt:
Ein BMI von 20 bis 25 kg/m² bedeutet Normalgewicht.
Ein BMI von 25,1 bis 30 kg/m² bedeutet Übergewicht.

Für alle gilt:
Ein BMI über 30 kg/m² bedeutet, dass das Übergewicht behandelt werden sollte – wegen des erhöhten Risikos für die Entstehung übergewichtsbedingter Erkrankungen wie Herz-Kreislauf-Erkrankungen, Fettstoffwechselstörungen, Diabetes mellitus und Erkrankungen des Bewegungsapparats.

INFO:

Der Body-Mass-Index kann als erster Richtwert gewertet werden. Die wahre Statur eines Menschen bleibt jedoch unberücksichtigt.
Wichtig für die Beurteilung des Gesundheitszustands ist deshalb immer auch der Grad sportlicher Aktivität.

Apfeltyp oder Birnentyp

Nicht nur das Ausmaß des Übergewichtes, sondern auch die Verteilung der Fettpolster bestimmt das gesundheitliche Risiko. Für die weitere Bewertung kann daher ergänzend zum Body-Mass-Index die Körperfettverteilung herangezogen werden.
Grundsätzlich wird zwischen Apfeltyp und Birnentyp unterschieden (s. Abb. S. 8). Beim Apfeltyp (androide Fettverteilung) ist mit einer Fettansammlung am Bauch auch immer der Fettanteil um die Organe herum erhöht. Dieses Fettverteilungsmuster ist verbunden mit einem erhöhten Risiko für die Entstehung von Herz-Kreislauf-Erkrankungen.
Beim Birnentyp (gynoide Fettverteilung) dagegen ist der Anteil von unter der Haut liegendem Fett erhöht. Diese Fettverteilung bedeutet ein wesentlich geringeres Gesundheitsrisiko gegenüber Normalgewichtigen.

Eine sehr einfache Methode zur Bestimmung der Körperfettverteilung ist der Taille-Hüfte-Quotient (THQ). Mit Hilfe eines Maßbandes werden im Stehen bei leicht abgespreizten Armen sowohl Taillenumfang wie auch Hüftumfang gemessen. Der Taillenumfang wird in der Mitte zwischen Becken-Oberkante und unterster Rippe gemessen, der Hüftumfang auf der Höhe der größten Breite. Der Taillenumfang (cm) wird durch den Hüftumfang (cm) dividiert.

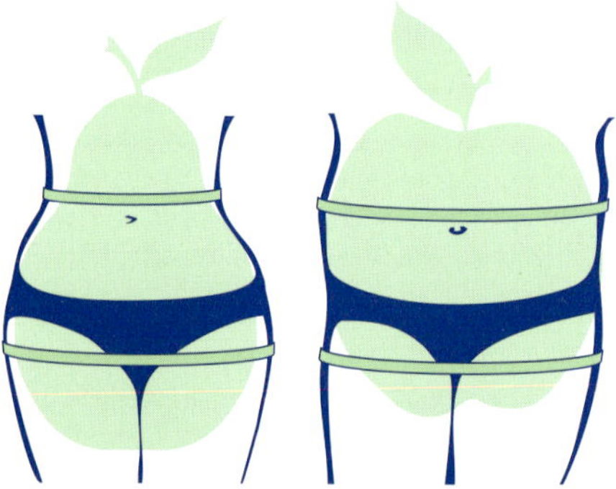

$$\text{THQ} = \frac{\text{Taillenumfang im Stehen}}{\text{Hüftumfang im Stehen}}$$

Bei Frauen sollte der THQ den Wert von 0,85 nicht überschreiten, bei Männern wird ein Wert von 1,0 als oberste Grenze angesehen.
Der THQ kann allerdings nur ein ergänzendes Beurteilungskriterium für das gesundheitliche Risiko darstellen. Das Verhältnis von Körpergewicht und Körpergröße muss in jedem Fall mit berücksichtigt werden. Denn wünschenswerte THQ-Werte können auch bei erheblichem Übergewicht erreicht werden.

Die Blutfette

Fette und Cholesterin sind in einem wässrigen Milieu wie Blut nicht löslich. Aus diesem Grund werden sie an Eiweiße gebunden und in dieser Form transportfähig gemacht. Die Verbindungen aus Fetten (Lipiden) und Eiweißen (Proteinen) werden Lipoproteine genannt. Wichtige Lipoproteine sind HDL und LDL.

Lipoproteine –Transport-Boote für Fette und Cholesterin

HDL sind Lipoproteine hoher Dichte, die Cholesterin von den Geweben zur Leber transportieren. HDL funktionieren wie Blutgefäß-Reiniger. Sie halten die Arterien frei von Cholesterin und schützen so vor Gefäßverengung. Hohe HDL-Werte sind deshalb wünschenswert. HDL-Werte sollen mindestens 40 Milligramm je 100 Milliliter Blut betragen.
LDL sind Lipoproteine niedriger Dichte, die Cholesterin von der Leber zu den Körpergeweben transportieren. Auf ihrem Weg können die LDL auch Cholesterin in den Arterienwänden ablegen und diese dadurch verengen. Niedrige LDL-Werte sind deshalb ein guter Schutz zur Vorbeugung von Herz-Kreislauf-Erkrankungen.

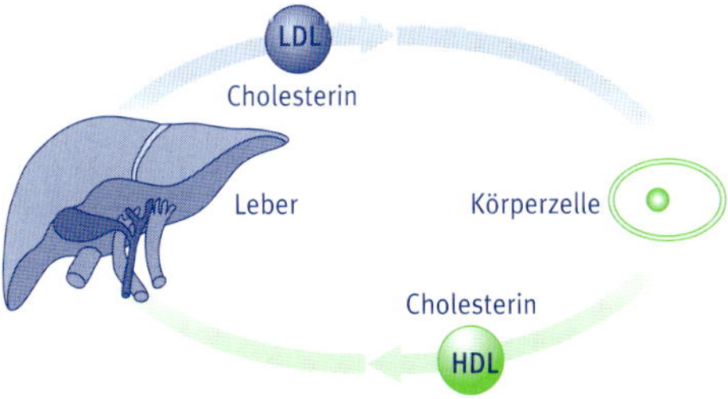

Für die Beurteilung der Fettstoffwechselsituation ist der Wert für das Gesamtcholesterin im Blut allein nicht aussagekräftig.

Von großer Bedeutung ist vielmehr das Verhältnis von LDL = »böses Cholesterin« zu HDL = »gutes Cholesterin«. Günstig ist ein **Verhältnis von LDL : HDL unter 4.**

Ein Beispiel – diese Werte wurden gemessen:

Gesamtcholesterin = 210 Milligramm je 100 Milliliter Blut (Der Normalwert beträgt bis 200 Milligramm je 100 Milliliter Blut.)
LDL = 160 Milligramm je 100 Milliliter Blut
HDL = 50 Milligramm je 100 Milliliter Blut

$$\frac{LDL}{HDL} = \frac{160}{50} = 3{,}2$$

Obwohl der Gesamtcholesteringehalt mit 210 Milligramm je 100 Milliliter über dem Normalwert liegt, kann die Fettstoffwechselsituation wegen des guten LDL-HDL-Verhältnisses von 3,2 als günstig eingestuft werden.

Die Lipoproteinwerte lassen sich auch aktiv durch den Lebensstil beeinflussen. Siehe auch S. 85

Ablagerungen in den Arterien vorbeugen – das individuelle Risiko minimieren

Zur Abschätzung des individuellen Risikos für die Entstehung von Herz-Kreislauf-Erkrankungen messen Ärzte den Blutdruck und verschiedene Blutfette. Ein guter Schutz vor Gefäßverengungen (Arteriosklerose) sind dabei niedrige Triglyceridgehalte (unter 150 Milligramm je 100 Milliliter), hohe HDL-Werte (über 40 Milligramm je 100 Milliliter Blut) und niedrige LDL-Werte. Um das Herz-Kreislauf-Risiko klein zu halten, sei erwähnt, dass auch ein gesunder Lebensstil mit Nikotinverzicht und nur gelegentlichem Alkoholkonsum sowie regelmäßige körperliche Aktivität nötig sind.

Die Zielwerte für LDL-Cholesterin richten sich nach den individuellen begleitenden Risikofaktoren oder bereits bestehenden Erkrankungen eines Menschen.
Mit Hilfe des nachfolgenden Fragebogens können Sie sich Ihren eigenen LDL-Zielwert festlegen.

Ermitteln Sie Ihr individuelles Herz-Kreislauf-Risiko	
Bitte ankreuzen und die Anzahl der Risikofaktoren zusammenzählen.	
☐	Lebensalter (Männer älter 45 Jahre und Frauen älter 55 Jahre oder Frauen mit vorzeitiger Menopause)
☐	familiäre Belastung mit Herz- und Gefäßerkrankungen
☐	Bluthochdruck (= 140/90 Millimeter Quecksilbersäule oder Bluthochdruckbehandlung)
☐	Rauchen
☐	Gesamtcholesterin über 240 Milligramm je 100 Milliliter Blut
☐	HDL-Cholesterin unter 40 Milligramm je 100 Milliliter Blut

0 bis 1 Risikofaktor
Ohne Risikofaktor oder bei nur einem Risikofaktor wird ein LDL-Zielwert von unter 160 Milligramm je 100 Milliliter Blut empfohlen.

ab 2 Risikofaktoren
Ab zwei Risikofaktoren gilt bereits ein niedrigerer LDL-Zielwert von unter 130 Milligramm je 100 Milliliter Blut.

Herz-Kreislauf-Erkrankungen oder Diabetes mellitus
Menschen mit diesen Erkrankungen sollen LDL-Werte unter 100 Milligramm je 100 Milliliter Blut haben.

INFO:

Mit einem HDL-Cholesterin-Wert über 60 Milligramm je 100 Milliliter Blut können Sie einen der oben angegebenen Risikofaktoren neutralisieren (ausgleichen). Das bedeutet, Sie ziehen einen Risikofaktor von Ihrer Gesamtsumme ab und erhalten gegebenenfalls einen neuen, höheren LDL-Zielwert.

DIE NAHRUNGSFETTE

Fette, die in der Natur vorkommen, bestehen fast ausschließlich aus Mischungen von Einfachfetten. Einfachfette sind aus einem Teil Glycerin und drei Fettsäuren aufgebaut – deshalb werden sie auch **Triglyceride** genannt. Für Nahrungsfette gilt das Gleiche, was auch für Körperfette gilt – sie enthalten hohe Mengen an Energie und liefern auch mit jedem Gramm 9 Kilokalorien.
Die wichtigsten Bestandteile dieser Einfachfette sind die Fettsäuren. Fettsäuren können gesättigt, einfach ungesättigt oder mehrfach ungesättigt sein.

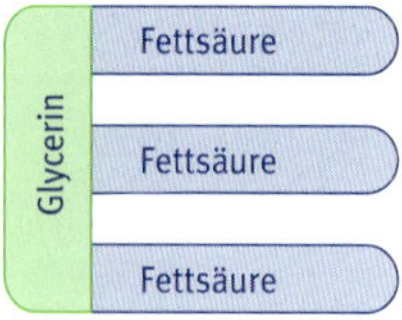

Neben den Einfachfetten enthalten die Nahrungsfette zusätzlich Sterine (Cholesterin in tierischen Lebensmitteln, Phytosterine in pflanzlichen Lebensmitteln) und die fettlöslichen Vitamine A, D, E und K. Damit die fettlöslichen Vitamine aus dem Darm aufgenommen werden können, ist die zeitgleiche Anwesenheit von Fetten und ihren Verdauungsprodukten erforderlich.

Außerdem sind die Nahrungsfette Träger von Geschmacksstoffen und Aromen.
Die fettlöslichen Vitamine K sowie die Carotinoide (Vitamin-A-Vorstufen) und teilweise auch Vitamin E sind unter anderem in fettarmen Gemüsesorten reichlich enthalten.
Mahlzeiten, bei denen Gemüse mit Nahrungsfetten kombiniert werden, sollten täglich auf dem Speiseplan stehen. Denn sie garantieren die optimale Aufnahme fettlöslicher Vitamine aus dem Darm.

So viel Nahrungsfett ist zu empfehlen

Für Menschen mit leichter körperlicher Aktivität ist eine Fettmenge von insgesamt 25 % bis maximal 30 % der Gesamtenergiezufuhr günstig. Bei hoher Muskelarbeit kann die Fettzufuhr auf 35 % der Energiemenge gesteigert werden. Schwerstarbeiter und Hochleistungssportler mit sehr hohem Energiebedarf können den Fettanteil der Nahrung auf 40 % erhöhen.
Welche Fettmenge ein Mensch aufnehmen sollte, hängt davon ab, wie viel Energie individuell benötigt wird. Bei einem Bedarf von beispielsweise 1800 Kilokalorien bei leichter körperlicher Tätigkeit sollen 450 Kilokalorien bis maximal 540 Kilokalorien über Fette aufgenommen werden. 9 Kilokalorien Fett entsprechen 1 Gramm. Aus diesem Verhältnis lässt sich eine Gesamtfettmenge von 50 Gramm bis 60 Gramm für den Tag errechnen.

Den versteckten Fetten auf der Spur

Diese Gesamtfettmenge berücksichtigt sowohl die sichtbaren Fette und Öle wie auch die in Lebensmitteln versteckten Fette. Die Mehrzahl versteckter Fette findet sich in tierischen Lebensmitteln wie Fleisch, Fleischprodukten, Milch, Milchprodukten, Eiern, Fisch und Fischwaren. Aber auch pflanzliche Lebensmittel wie Nüsse und Samen enthalten versteckte Fette. Ein nicht unerheblicher Anteil steckt in süßen und salzigen »Leckereien« wie Schokolade, Keksen, Chips und Flips.

TIPP:

Um nicht mehr Fett aufzunehmen als empfohlen, gilt: Die eine Hälfte der Fettmenge für versteckte Fette kalkulieren und die andere Hälfte mit qualitativ hochwertigen sichtbaren Fetten und Ölen decken.

Fette verstehen – auf die Fettsäuren kommt es an

Der Gesundheitswert und die Eigenschaften der Nahrungsfette werden an den enthaltenen Fettsäuren gemessen. Grundsätzlich werden Fettsäuren nach der Anzahl ihrer Kohlenstoffatome (Kettenlänge) und dem Sättigungsgrad mit Wasserstoffatomen unterschieden.

Sind wie in der Abbildung die maximal möglichen Wasserstoffatome (weiß) an die Kohlenstoffketten (schwarz) gebunden, so sind dies **gesättigte Fettsäuren**.

Die **gesättigten Fettsäuren** wie z. B. Stearinsäure kann der menschliche Organismus bei Bedarf selbst herstellen.

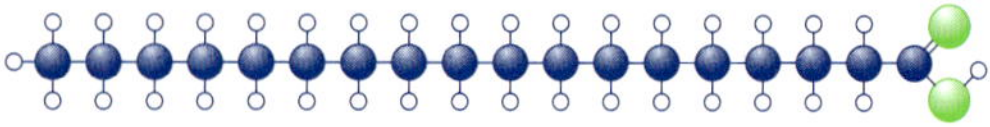

gesättigt (Stearinsäure)

Wasserstoff = ○

Kohlenstoff = ●

Sauerstoff = ●

Enthalten die Fettsäuren weniger Wasserstoffatome, werden sie **ungesättigte Fettsäuren** genannt. An den leeren Stellen entsteht dabei eine Kohlenstoffdoppelbindung. Je nachdem, wie viele Wasserstoffatome an den Kohlenstoffketten fehlen, entstehen an diesen Stellen eine oder mehrere Kohlenstoffdoppelbindungen. Hierbei handelt es sich um einfach oder mehrfach ungesättigte Fettsäuren.

Auch **einfach ungesättigte Fettsäuren** wie beispielsweise die Ölsäure (Omega-9-Fettsäuren) kann der Mensch selbst produzieren. Hier befindet sich die Doppelbindung am 9. Kohlenstoffatom.

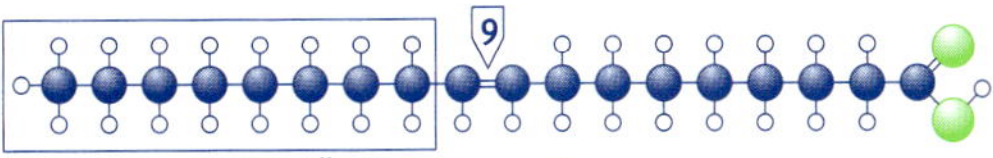

einfach ungesättigt (Ölsäure Omega-9)

Die **mehrfach ungesättigten Fettsäuren** werden in zwei Gruppen eingeteilt: Die Position der Doppelbindung gibt dabei an, ob es sich um mehrfach ungesättigte Fettsäuren der Omega-6- oder der Omega-3-Reihe handelt.

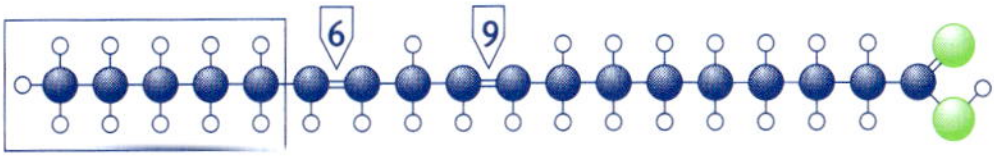

mehrfach ungesättigt (Linolsäure Omega-6)

Die **mehrfach ungesättigte Linolsäure** hat zwei freie Bindungsstellen. Die erste davon befindet sich am 6. Kohlenstoffatom. Sie zählt zur Omega-6-Reihe.

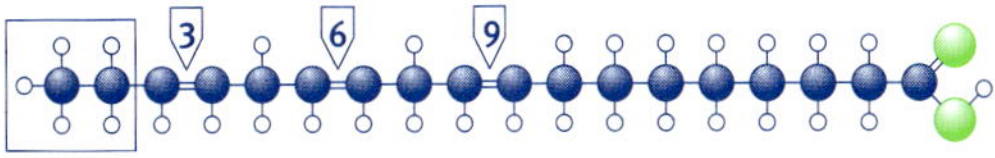

mehrfach ungesättigt (Linolensäure Omega-3)

Bei der **mehrfach ungesättigten Linolensäure** sind drei freie Bindungsstellen vorhanden. Die erste befindet sich hier am 3. Kohlenstoffatom. Sie gehört daher zur Omega-3-Reihe.

Bei den **mehrfach ungesättigten Fettsäuren** der Linolsäure-Gruppe (Omega-6-Fettsäuren) und der Alpha-Linolensäure-Gruppe (Omega-3-Fettsäuren) ist die Situation anders. Die jeweiligen Start-Fettsäuren der Omega-6-Gruppe wie auch der Omega-3-Gruppe können vom Körper nicht hergestellt werden. Bei beiden können im menschlichen Körper lediglich Kettenverlängerungen, d. h. weitere Kohlenhydrate anlagern, sowie der Einbau weiterer Doppelbindungen erfolgen.

Da sie lebenswichtig gebraucht werden, also essentiell sind, müssen diese Fettsäuren regelmäßig über die Nahrung aufgenommen werden.

Die chemischen Unterschiede beeinflussen die physikalischen Eigenschaften der Fette. Fette mit hohen Gehalten an gesättigten Fettsäuren sind von eher fester Beschaffenheit. Fette mit hohen Anteilen ungesättigter Fettsäuren sind flüssig. Weiterhin haben die verschiedenen Fettsäuren unterschiedliche Wirkungen im Organismus (siehe S. 17/18).

INFO:

Nahrungsfette mit hohen Anteilen mehrfach ungesättigter Fettsäuren sind besonders wertvoll. Diese finden sich vor allem in pflanzlichen Ölen und Fettfischen.

Zusammenspiel von Nahrungs- und Blutfetten

Die Fettmenge und die Fettqualität der Nahrungsfette wirken auf Cholesterin und Triglyceride im Blut. Durch die Auswahl der Nahrungsfette kann also aktiv Einfluss auf die Blutfette genommen werden.

Die richtige Auswahl der Fettsäuren

Langkettige gesättigte Fettsäuren (GFS) mit 12, 14 und 16 Kohlenstoffatomen aus tierischen Lebensmitteln erhöhen das ungünstige **LDL**-Cholesterin und die **Triglyceride**.

➤ GFS sollen deshalb maximal 10 % der Energiezufuhr ausmachen.

Transfettsäuren (TFS) stammen überwiegend aus chemisch gehärteten Fetten, in geringen Mengen sind sie in Milch und Milchprodukten enthalten. Transfettsäuren **heben** ebenfalls das ungünstige **LDL** und **senken** das gute **HDL** (siehe S. 22/23).

➤ Die Zufuhr an Transfettsäuren sollte unter 1 % der Gesamtenergieaufnahme liegen.

Einfach ungesättigte Fettsäuren (EUFS) aus Olivenöl und Rapsöl **senken** das ungünstige **LDL**, wenn sie anstelle gesättigter Fettsäuren aufgenommen werden.

➤ Mehr als 10 % (12 % bis 17 %) der Energiezufuhr sollen durch EUFS gedeckt werden.

Mehrfach ungesättigte Fettsäuren der **Omega-6-Gruppe,** enthalten beispielsweise in Distelöl, Sonnenblumenöl und Diätmargarinen, **senken** die Konzentration von **LDL**-Cholesterin, jedoch auch die von **HDL**.

➤ Empfohlen werden 2,5% der Energiezufuhr als Linolsäure (D-A-CH, 2000, S. 91).

Mehrfach ungesättigte Fettsäuren der **Omega-3-Gruppe**, enthalten in fetten Fischen wie Hering, Lachs, Makrele sowie in Leinöl und Rapsöl **senken** die **Triglyceride** im Blut und haben einen **günstigen Effekt** auf das **Blutgerinnungssystem** und den **Blutdruck**.

- Empfohlen werden 0,5% der Energiezufuhr als Alpha-Linolensäure (D-A-CH, 2000, S. 91).

INFO:

Ganz neu ist die Empfehlung zu **langkettigen Omega-6-** und **langkettigen Omega-3-Fettsäuren.**
Vorbeugend und zur Optimierung des Immunsystems ist die Aufnahme gleicher Anteile langkettiger Omega-6-Fettsäuren (Arachidonsäure, AA) und langkettiger Omega-3-Fettsäuren (Eicosapentaensäure, EPA und Docosahexaensäure, DHA) von 200 bis 300 Milligramm pro Tag empfehlenswert. Diese neue Empfehlung ist in den D-A-CH-Referenzwerten (S. 91) noch nicht enthalten. Langkettige Omega-6-Fettsäuren sind in größerer Menge nur im Fett von Landtieren enthalten. Nennenswerte Gehalte langkettiger Omega-3-Fettsäuren finden sich ausschließlich in Fettfischen (siehe ab S. 64).

Die optimale Fettsäurenverteilung

Die Nahrungsfettsäuren haben unterschiedliche Wirkungen im Organismus. Ziel der Empfehlungen für die Fettsäurenzufuhr ist in erster Linie die Vermeidung von Gefäßerkrankungen. Vorbeugend ist folgende Fettsäurenverteilung günstig:

- maximal 10% gesättigte Fettsäuren (GFS)
- 3% mehrfach ungesättigte Fettsäuren (MUFS)
  - 2,5% der Energiezufuhr als Linolsäure (Omega-6-Fettsäure)
  - 0,5% der Energiezufuhr als Alpha-Linolensäure (Omega-3-Fettsäure)
- der Rest als einfach ungesättigte Fettsäuren (EUFS)

Beispiel für einen Tagesbedarf an Fettsäuren:

Auch für die Berechnung der Fettsäurenmengen gilt: 9 Kilokalorien entsprechen 1 Gramm oder 1.000 Milligramm. Aus diesem Verhältnis lassen sich die wünschenswerten Zufuhrmengen für die Fettsäurengruppen errechnen. Für einen Menschen mit einem Gesamtenergiebedarf von 1800 Kilokalorien, leichter körperlicher Aktivität und entsprechend 25 % bis 30 % Gesamtfett-Empfehlung ergeben sich folgende Zahlen:

- 450 Kilokalorien bis 540 Kilokalorien = 50 Gramm bis 60 Gramm Gesamtfett
- maximal 180 Kilokalorien = 20 Gramm GFS
- 54 Kilokalorien = 6 Gramm MUFS
- 45 Kilokalorien = 5 Gramm Omega-6-Fettsäuren, als Linolsäure
- 9 Kilokalorien = 1 Gramm Omega-3-Fettsäuren, als Alpha-Linolensäure
- Rest = 24 Gramm bis 34 Gramm EUFS

Info:

Wissen über die Zusammensetzung unserer verschiedenen Nahrungsfette ist hilfreich für alle,

- **die sich um eine günstige Fettsäurenzufuhr kümmern möchten, um Gefäßverengungen vorzubeugen;**
- **die wegen einer bereits bestehenden Erkrankung wie Herz-Kreislauf-Erkrankungen oder Diabetes mellitus ihr gesundheitliches Risiko senken wollen;**
- **die von entzündlichen Erkrankungen betroffen sind, wie Rheumatoide Arthritis, die häufigste rheumatische Erkrankung der Gelenke.**

Nahrungsfette unterschiedlicher Herkunft

Fische – besonders Fettfische wie Hering, Lachs, Makrele – haben hohe Gehalte an besonders günstigen langkettigen Omega-3-Fettsäuren. Diese Fische sollten regelmäßig ein- bis zweimal wöchentlich auf dem Speiseplan stehen!

Produkte von Landtieren wie Butter, Milch, Käse, Eier und Fleisch haben überwiegend gesättigte Fettsäuren. Der relativ geringe Gehalt mehrfach ungesättigter Fettsäuren besteht überwiegend aus Omega-6-Fettsäuren, während die Omega-3-Fettsäuren nur einen sehr geringen Teil ausmachen.
Diese Lebensmittel sollten deshalb nur sparsam verwendet und in Maßen genossen werden.

Nachfolgende Abbildung gibt einen Überblick über die prozentualen Fettsäurenanteile verschiedener tierischer Lebensmittel. Für die bessere Vergleichbarkeit wurden für diese Darstellung Lebensmittel mit etwa gleichem Gesamtfettgehalt ausgewählt.

Fettsäurenmuster ausgewählter Lebensmittel tierischer Herkunft

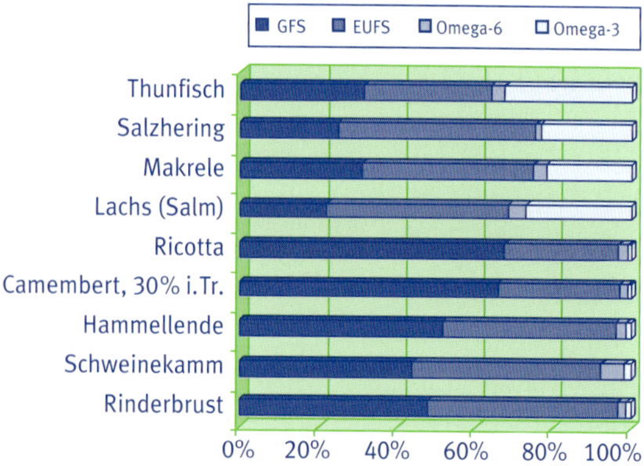

Nahrungsfette pflanzlicher Herkunft wie Samen und Nüsse und daraus gepresste Öle enthalten überwiegend ungesättigte Fettsäuren. Sie gehören deshalb täglich auf den Speiseplan.

Folgende Abbildung zeigt die unterschiedlichen Fettsäurenmuster verschiedener pflanzlicher Fette und Öle.

Fettsäurenmuster ausgewählter Fette und Öle pflanzlicher Herkunft

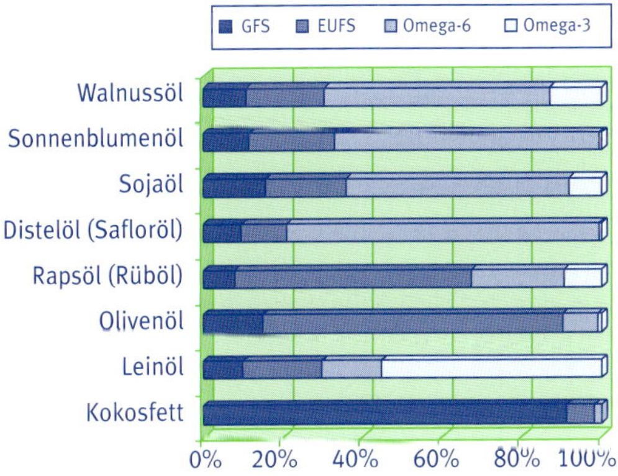

Die Abbildung verdeutlicht, dass nicht alle pflanzlichen Fette eine günstige Fettsäurenverteilung aufweisen. Das extrem harte Kokosfett hat wie zu erwarten, wegen seiner festen Beschaffenheit, einen sehr hohen Gehalt an gesättigten Fettsäuren (GFS). Obwohl es von pflanzlicher Herkunft ist, hat dieses Fett eine ungünstige Wirkung auf die Blutfette. Insbesondere weil der Anteil an Fettsäuren, die das LDL-Cholesterin erhöhen, sehr hoch ist. Wenn möglich sollte deshalb den hochwertigen Pflanzenölen der Vorzug gegenüber Kokosfett gegeben werden.

Mediterranes Olivenöl und heimisches Rapsöl

Einfach ungesättigte Fettsäuren (EUFS) wirken dann günstig, wenn sie anstelle gesättigter Fettsäuren aufgenommen werden. EUFS sollten deshalb 12 % bis 17 % der Energiezufuhr ausmachen. Einen sehr hohen Gehalt an einfach ungesättigten Fettsäuren hat Olivenöl, gefolgt von Rapsöl.

Schon seit Jahren ist bekannt, dass die mediterrane Küche einen positiven Einfluss auf die Gesundheit hat. Anstelle von Butter, Butterschmalz und Schmalz, die in unserer Küche gern zum Braten verwendet werden, kommt bei der mediterranen Art der Essenszubereitung hauptsächlich Olivenöl zum Einsatz.
Alternativ zum Olivenöl kann auch das heimische Rapsöl verwendet werden. Rapsöl hat zudem den Vorteil, dass der Gehalt an lebenswichtigen mehrfach ungesättigten Fettsäuren (Omega-6-Gruppe und Omega-3-Gruppe) wesentlich höher ist als beim Olivenöl. Noch ein weiterer Vorteil spricht für Rapsöl: Der Gehalt an schützendem Vitamin E ist wesentlich höher als im Olivenöl.
Eine Beschreibung beider Öle sowie Steckbriefe weiterer Pflanzenöle finden Sie ab S. 31.

Transfettsäuren in unserer Nahrung

Transfettsäuren (TFS) sind ungesättigte Fettsäuren mit einer besonderen räumlichen Struktur. Dadurch gehen wichtige biologische Funktionen verloren.
Transfettsäuren sind ein natürlicher Bestandteil der Fette von Landtieren. Im Verdauungstrakt der Wiederkäuer entstehen Transfettsäuren durch Mikroorganismen. Die Transfettsäuren werden dann im Körper- und Milchfett dieser Tiere gespeichert (siehe S. 24).
Bei der technologischen Bearbeitung pflanzlicher Öle können Transfettsäuren entstehen, wenn Öle teilweise (partiell) gehärtet werden. Aus der Angabe »Pflanzliche

TIPP:

Margarine-Sorten mit der Bezeichnung »Reform-margarine« oder mit dem Hinweis »Reformqualität« sind frei von gehärteten Fetten und damit frei von Transfettsäuren.

Fette und Öle, teilweise gehärtet« lässt sich nichts über die enthaltene Menge an Transfettsäuren aussagen. Transfettsäuren finden sich weiterhin in weniger hochwertigen Margarinesorten, Erdnusscreme, Schokocreme, Nuss-Nougat-Creme, Keksen, Schokoriegeln, Instantbrühen, Fertigprodukten und industriell frittierten Produkten.

Auf den Cholesteringehalt im Blut haben Transfettsäuren dieselbe ungünstige Wirkung wie die gesättigten Fettsäuren, sie erhöhen das »böse« LDL. Ihre Zufuhr sollte unter 1 % der aufgenommenen Energiemenge betragen. Bei 1800 Kilokalorien sind das nicht einmal 2 Gramm pro Tag.
Bei hohem Verzehr von Fertigprodukten, Fertigbackwaren, frittierten Produkten und Süßwaren kann die maximal tolerierbare Menge von 1 % der Gesamtenergie leicht erreicht werden.

Folgende Tabelle gibt einen Überblick zum Gehalt an Transfettsäuren in ausgewählten Lebensmitteln.

Lebensmittel	TFS/100 g Lebensmittel
Chips	0,1 bis 3,9 g
Fast Food	0,1 bis 3,3 g
Margarine	0,1 bis 3,0 g
Nuss-Nougat-Creme	0,2 bis 2,9 g
Pommes frites	0,3 bis 3,0 g
Speiseöle	in Spuren

Konjugierte Linolsäuren

Konjugierte Linolsäuren (CLA) sind eine Untergruppe der Transfettsäuren. CLA werden als bakterielle Stoffwechselprodukte der Linolsäure im Pansen und in den Geweben (Milchdrüsen) von Wiederkäuern gebildet. Deshalb sind Fleisch, Milch und Milchprodukte von Wiederkäuern (Rind, Lamm) für Menschen die Hauptnahrungsquellen der CLA.
Anders als die Transfettsäuren haben CLA im Tierversuch ebenso wie in Zellkulturstudien positive Wirkungen gezeigt. CLA zeigten in therapeutischen Dosen positive Effekte gegen Krebs, Thrombose und Arteriosklerose. Außerdem wurden eine antioxidative Wirkung und eine positive Beeinflussung der Körperzusammensetzung beobachtet. Die Ergebnisse aus Zellkultur- und Tierstudien erlauben allerdings keine Zufuhrempfehlungen für Menschen – auch können Nebenwirkungen nicht ausgeschlossen werden.

So wirkt Nahrungs-Cholesterin auf Blut-Cholesterin

Ein erhöhter Gehalt an Cholesterin im Blut – insbesondere des »bösen« LDL-Cholesterins – ist einer der Hauptrisikofaktoren für die Entstehung von Herz-Kreislauf-Erkrankungen.
Der Einfluss des Nahrungs-Cholesterins auf das Blut-Cholesterin ist jedoch relativ gering. Der Cholesteringehalt des Blutes wird hauptsächlich durch die körpereigene Cholesterinproduktion bestimmt. Hier wirkt im Wesentlichen die Zusammensetzung der Nahrungsfettsäuren (siehe S. 17/18). Cholesterin ist in allen Tieren ein lebenswichtiger Bestandteil biologischer Membranen. Deshalb ist Cholesterin in allen tierischen Nahrungsmitteln enthalten.
Zur Vermeidung ungünstiger Effekte sollte jedoch täglich nicht mehr als 300 Milligramm Nahrungs-Cholesterin aufgenommen werden.

Eine Nahrung, die wenig tierische Produkte und damit auch wenig gesättigte Fettsäuren enthält, ist automatisch arm an Cholesterin. Die Tabelle ab S. 36 informiert über die Cholesteringehalte in ausgewählten Lebensmitteln.

Einfluss der Phytosterine auf das Blut-Cholesterin

Phytosterine sind fettähnliche Substanzen, die in pflanzlichen Lebensmitteln enthalten sind. Ihre chemische Struktur gleicht der von Cholesterin. Dabei ist Beta-Sitosterin das prozentual am stärksten vertretene Phytosterin. Mit einer gemischten Kost werden täglich bis zu 200 Milligramm Phytosterine aufgenommen. Therapeutische Dosen von 1000 Milligramm Phytosterinen (z. B. Beta-Sitosterin) pro Tag vermindern die Cholesterinaufnahme im Darm um 42 %. Jedoch nur, wenn Cholesterin und Phytosterine zeitgleich aufgenommen werden.
Da Phytosterine auch die Aufnahme von Carotinoiden (Vitamin-A-Vorstufen) im Blut verringern, ist die Zusatzmenge in Lebensmitteln begrenzt. In Deutschland wurde vor einigen Jahren eine Diät-Halbfettmargarine mit zugesetzten Phytosterinen eingeführt. Laut Herstellerangabe belegen Studien, dass durch den täglichen Verzehr von 20 Gramm dieser Margarine (entspricht 1,5 Gramm Phytosterinen) das LDL-Cholesterin um bis zu 10 % gesenkt wird.
Zwischenzeitlich sind auch Joghurtdrinks, Diätjoghurt, fettarme Milch und Roggenbrot mit Phytosterinzusatz im Handel erhältlich. Diese Produkte sind jedoch kein Ersatz. Sinnvoller ist eine Reduzierung der Fettmenge und gesättigter Fettsäuren durch maßvollen Verzehr tierischer Fette sowie von Fleisch und Erzeugnissen von Landtieren. Eine gemüse- und obstreiche Ernährung ist grundsätzlich reich an Phytosterinen, therapeutische Dosen werden jedoch auch bei sehr pflanzenbetonter Kost nur schwer erreicht.
Die Tabelle S. 26/27 informiert über Phytosteringehalte pflanzlicher Lebensmittel.

Phytosterin-reiche Lebensmittel	Portion in g	Beta-Sitosterin mg je Portion	Sonstige Phyto-sterine mg je P
Pflanzliche und tierische Fette und Öle			
Baumwollsamenöl	10	30	3
Distelöl (Safloröl)	10	18	22
Erdnussöl	10	16	8
Kakaobutter	10	14	8
Kokosfett	10	5	5
Kürbiskernöl	10	*	47
Leinöl	10	21	21
Maiskeimöl	10	60	25
Margarine, Diätmargarine	10	25	4
Margarine, Halbfettmargarine	20	16	9
Margarine, Pflanzenmargarine	10	17	11
Mohnöl	10	17	7
Olivenöl	10	12	2
Rapsöl (Rüböl)	10	13	12
Sesamöl, raffiniert	10	43	29
Sojaöl, raffiniert	10	19	14
Sonnenblumenöl, raffiniert	10	21	12
Traubenkernöl	10	26	9
Weizenkeimöl	10	161	80
Nüsse und Samen			
Cashewnuss	15	20	2
Erdnuss	15	21	7
Kokosnuss	15	4	2
Mandel, süß	15	18	1
Marone (Esskastanie)	15	3	1
Pekannuss	15	13	1
Pistazienkerne	15	14	1
Sonnenblumenkerne, geschält	15	14	6
Walnuss	15	13	1

* keine Daten

Phytosterin-reiche Lebensmittel	Portion in g	Beta-Sitosterin mg je Portion	Sonstige Phytosterine mg je Port.
Getreide, Mehle, Mehlprodukte			
Grünkernmehl (Dinkelmehl)	60	10	3
Mais, Korn	60	72	32
Weizen, Korn	60	24	16
Hülsenfrüchte und Gemüse			
Sojabohnen, getrocknet	75	68	47
Blumenkohl, roh	200	24	10
Gurken, roh	200	28	*
Kartoffeln, roh	350	11	4
Kopfsalat, roh	200	10	10
Kürbis, roh	200	24	*
Möhren (Karotten), roh	200	14	8
Spargel, roh	200	28	10
Tomaten, roh	200	6	9
Zwiebel, roh	200	24	2
Obst			
Ananas	150	6	2
Apfel, ungeschält, roh	150	17	2
Apfelsine, roh	150	26	9
Aprikose	150	24	2
Banane, roh	100	11	5
Birne, roh	150	11	*
Erdbeere, roh	150	15	*
Feige	150	41	6
Grapefruit, roh	150	20	6
Kirschen, süß, roh	150	18	*
Pfirsich	150	9	6
Pflaumen, roh	150	9	*
Weintrauben, roh	150	5	*
Zitrone	150	12	5

* keine Daten

DIE RICHTIGE WAHL DER FETTE

Nachfolgende Tipps und die Lebensmittelpyramide geben Ihnen einen Überblick über den richtigen Einsatz der Nahrungsfette.

Berechnen Sie ganz individuell Ihre Zufuhrmenge an Nahrungsfett pro Tag

Diese einfache Fettformel ist für alle Erwachsenen mit leichter körperlicher Aktivität geeignet:
Das Zielgewicht in Kilogramm entspricht der Gesamtmenge an Nahrungsfett in Gramm.
Ein Beispiel:
70 Kilogramm ≙ 70 Gramm Nahrungsfett pro Tag

- Achten Sie gleichzeitig auf die Fettqualität – maximal $^1/_3$ der Fettmenge sollen gesättigte Fettsäuren sein. In diesem Beispiel maximal 23 Gramm.
- Kalkulieren Sie deshalb die Hälfte der Nahrungsfette für versteckte Fette. Verschaffen Sie sich einen schnellen Überblick zu Fetten in Lebensmitteln mit Hilfe der Tabelle ab S. 36.
- Verwenden Sie für die andere Hälfte konsequent so oft wie möglich hochwertige Pflanzenöle.

Wenn nötig normalisieren Sie schrittweise Ihr Körpergewicht

- Gesund und wenig belastend sind Gewichtsabnahmen von 1 % des Körpergewichts pro Woche.
- Hilfreich beim Abnehmen und Gewichthalten sind Essensauswahl nach dem Schema der **Lebensmittelpyramide** (S. 29), ausreichend körperliche Bewegung und regelmäßige Entspannung.

TIPP:

Für alle, die abnehmen möchten oder ihr Gewicht konstant halten wollen, ist die Fettformel auch sehr hilfreich.

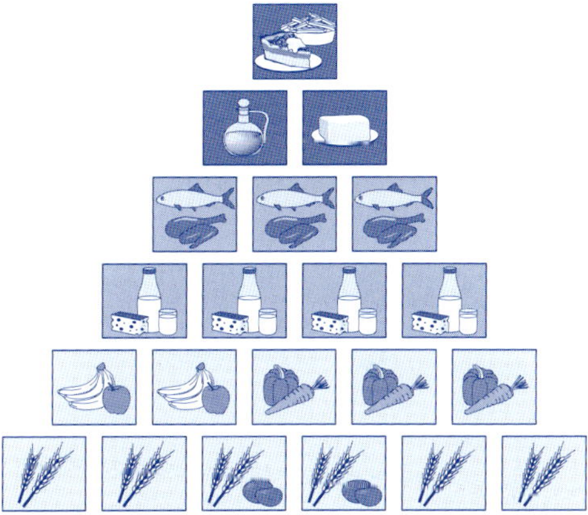

(modifiziert nach aid)

Essen Sie ausreichend pflanzliche Lebensmittel

- Anhand der Lebensmittelpyramide sehen Sie, dass pflanzliche Nahrungsmittel die Basis bilden.
- Vollkorngetreide und daraus hergestellte Nahrungsmittel (Brot, Haferflocken, Müsli, Nudeln, Reis etc.), Obst und Gemüse liefern viele Vitamine und Ballaststoffe. Diese Inhaltsstoffe wirken vorbeugend gegen Herz-Kreislauf-Erkrankungen.

Essen Sie täglich ausreichend und gleichzeitig maßvoll Milchprodukte und Käse

- Diese Lebensmittel sind die besten Lieferanten für Calcium. Sie enthalten jedoch auch reichlich gesättigte Fettsäuren, die sich ungünstig auf das LDL-Cholesterin im Blut auswirken.
- Wählen Sie abwechslungsreich aus und achten Sie bei der Auswahl von Milchprodukten auch auf den Gehalt an gesättigten Fettsäuren.
  Die Portionsangaben in der Tabelle ab S. 36 geben Ihnen einen schnellen Überblick.

Essen Sie mäßig Fleisch von Landtieren

- Auch diese Lebensmittel enthalten reichlich gesättigte Fettsäuren, die sich ungünstig auf den Gehalt an LDL-Cholesterin im Blut auswirken. Zusätzlich haben die Lebensmittel ein ungünstiges Verhältnis von Arachidonsäure (langkettige Omega-6-Fettsäure) zu EPA/DHA (langkettige Omega-3-Fettsäuren – siehe auch ab S. 64). Ersetzen Sie teilweise Fleischmahlzeiten durch Gerichte aus Hülsenfrüchten.

Essen Sie regelmäßig Seefisch und sorgen Sie für ausreichend Vitamin E

- Fisch und Fischprodukte enthalten die sehr günstig wirkenden langkettigen mehrfach ungesättigten Omega-3-Fettsäuren. 1 bis 2 Fischmahlzeiten pro Woche beugen Herz-Kreislauf-Erkrankungen vor.

Tauschen Sie tierische Fette so oft wie möglich gegen gute Pflanzenöle

- Ersetzen Sie tierische Fette so oft wie möglich durch pflanzliche Öle mit günstigem Fettsäurenmuster.
- Besonders Rapsöl hat sehr ideale Fettsäuren und gleichzeitig noch ausreichend Vitamin E.
- Messen Sie die Ölmengen konsequent mit einem Esslöffel ab, damit Sie nicht zu viel von diesen energiereichen Lebensmitteln aufnehmen.

Essen Sie wenig »Extras«

- Süßigkeiten, Knabberzeug und Snacks für zwischendurch, aber auch Fertiggerichte können reichlich versteckte Fette enthalten.
- Fette in »Extras« enthalten hauptsächlich die ungünstigen gesättigten Fettsäuren und können außerdem Quellen für Transfettsäuren sein.

Wichtige Pflanzenöle und Fette

Pflanzenöle und Fette finden vielfältige Verwendungen. Nachfolgende Tabelle gibt Ihnen einen Überblick:

Öl/ Pflanzenfett	Haupt-produzenten	ist geeignet/ wird verwendet	Besonderheiten
Distelöl/ Safloröl aus Samen der Färberdistel durch Pressung gewonnen	Indien Mexiko USA	➤ für Salate ➤ für kalte Vorspeisen ➤ Diätspeiseöl ➤ zur Margarineherstellung	neue Züchtungen enthalten bis 83 % Ölsäure (EUFS)
Erdnussöl aus enthülsten geschälten Erdnüssen	China Indien USA	➤ für Salate ➤ zum Braten und Backen ➤ als streichfähiges Fett (Erdnussbutter) ➤ zur Margarineherstellung	hoch erhitzbar
Haselnussöl aus geschälten Haselnusskernen	Türkei	➤ für Salate ➤ zum Backen	wird schnell ranzig, deshalb im Kühlschrank aufbewahren
Kakaobutter aus den Samen des Kakaobaumes, abgepresst bei der Gewinnung von Kakaopulver	Südamerika Afrika	➤ für Schokolade und schokoladenhaltige Süßwaren ➤ für pharmazeutische u. kosmetische Produkte	stark entöltes Kakaopulver enthält mindestens 8 % Kakaobutter; schwach entöltes Kakaopulver mindestens 20 %

Öl/ Pflanzenfett	Haupt- produzenten	ist geeignet/ wird verwendet	Besonder- heiten
Kokosfett durch Pressung und Extraktion des getrockneten Fruchtfleisches der Steinfrüchte der Kokospalme	Indonesien Philippinen Indien	➤ zur Margarine-herstellung ➤ für Süßwaren ➤ zum Braten ➤ zum Frittieren	hoch erhitzbar
Kürbiskernöl aus geschälten oder ungeschälten Samen des Ölkürbises	Österreich Ungarn	➤ für Salate ➤ für Rohkost-gerichte	sollte nicht erhitzt werden; kühl und dunkel lagern; enthält viel Vitamin E; intensiver Eigen-geschmack; reich an Ölsäure und Linolsäure
Leinöl durch Pressung der gemahlenen kleinen braunen Samen von Lein	China Belgien USA Deutschland	➤ für Salate ➤ für Rohkost-gerichte ➤ Ein Klassiker: Pellkartoffeln, Quark und Leinöl	wird schnell ranzig, deshalb im Kühlschrank aufbewahren
Macadamiaöl durch Pressung gewonnenes Öl der Nuss	Australien Neuseeland Südafrika Hawaii	➤ für kalte Speisen ➤ als Haut-pflege-mittel	ideal für Salate

Öl/ Pflanzenfett	Hauptproduzenten	ist geeignet/ wird verwendet	Besonderheiten
Maiskeimöl aus Samenkeimen von Mais, durch Pressung und/oder Extraktion	weltweit	➤ für kalte Speisen ➤ zum Kurzbraten ➤ zur Margarineherstellung	sehr stabil aufgrund des hohen Vitamin-E-(Tocopherol)-Gehaltes
Mandelöl aus den getrockneten, schalenfreien Mandeln	Spanien Marokko Tunesien Iran Kalifornien	➤ für Süßwaren ➤ für Hautpflegemittel ➤ für kalte Speisen ➤ für Salate	charakteristischer Geruch
Mohnöl durch Auspressen der reifen, gereinigten Mohnsamen	Österreich	➤ als Speiseöl ➤ zur Farbherstellung ➤ für Salate ➤ für Rohkostgerichte	sollte nicht erhitzt werden; im Kühlschrank aufbewahren
Olivenöl durch Pressung aus dem Fruchtfleisch und Kernen von Oliven	Spanien Italien Griechenland Kalifornien Australien Neuseeland	➤ zum Dünsten und Braten ➤ als Salatöl	hitzestabil; Einteilung in acht Kategorien zum Schutz der Qualität; vier sind zum Verzehr geeignet
Palmöl aus dem Fruchtfleisch der Ölpalmen gepresst bzw. extrahiert	Malaysia Indonesien	➤ zur Margarineherstellung ➤ zur Seifenherstellung ➤ zum Frittieren	rohes Palmöl ist orangerot

Öl/ Pflanzenfett	Hauptproduzenten	ist geeignet/ wird verwendet	Besonderheiten
Palmkernöl aus den Kernen der Ölpalmfrüchte	Malaysia Indonesien	➤ zum Kochen und Braten	unempfindlich gegen hohe Temperaturen; Verderb durch Sauerstoff
Rapsöl/Rüböl aus den Samen der Rapspflanze oder des nah verwandten Rübsens durch Pressung und/oder Extraktion	Deutschland Österreich	➤ als Speiseöl ➤ als Frittieröl ➤ zur Margarineherstellung	als Speiseöl werden nur erucasäurearme (einfach ungesättigte Fettsäure, die als gesundheitsbedenklich angesehen wird) Sorten verwendet; wird kalt gepresst oder raffiniert angeboten
Sesamöl durch Pressen und Extraktion der Samen der tropischen Sesampflanze	China Indien Myanmar (Burma)	➤ zur Margarineherstellung ➤ für asiatische Gerichte	sehr haltbar wegen des hohen Gehalts an Antioxidantien
Sojaöl durch Pressung und/oder Extraktion der Bohnen der Sojapflanze	USA Brasilien China Argentinien	➤ zur Margarineherstellung ➤ als Speiseöl	für alle Speisen und Zubereitungen geeignet

Öl/ Pflanzenfett	Haupt-produzenten	ist geeignet/ wird verwendet	Besonder-heiten
Sonnen-blumenöl durch Pressung und/oder Extraktion der Samen der Sonnenblume	russische Föderation Ukraine Argentinien China Rumänien Indien Ungarn USA	➤ zur Margarine-herstellung ➤ als Speiseöl ➤ als Backfett	kann bis 180 °C erhitzt werden
Traubenkernöl durch Pressen aus den Kernen der Weintraube	USA Frankreich Deutschland	➤ für Salate ➤ für Fisch ➤ für Geflügel	wird kalt gepresst oder raffiniert angeboten
Walnussöl durch Pressen geschälter Früchte des Walnuss-baumes	China Kalifornien Iran Türkei	➤ für Salate ➤ für kalte Speisen	für den typischen Nuss-geschmack werden die Walnüsse häufig vor der Ölpressung geröstet; Öl nur kalt verwenden
Weizenkeimöl durch Pressung und/oder Extraktion aus den Samen-keimen von Weizen	USA Deutschland	➤ für Salate ➤ für kalte Speisen ➤ für kosmetische Produkte (Cremes und Lotionen)	geringe Ausbeute, der Keimling enthält nur 7 % bis 12 % Öl; nur für die kalte Küche

Fettsäuren-Zusammensetzung ausgewählter Lebensmittel

(Die Werte beziehen sich auf eine Portion verzehrbaren Anteil)

Nahrungsmittel	Portion in g	kcal je Portion	Fett g je Portion
MILCH, MILCHPRODUKTE UND EIER			
Milch			
Büffelmilch	200	215	16,0
Rohmilch, Vorzugsmilch	200	134	7,6
Schafmilch	200	193	12,5
Trinkmilch, 3,5 % Fett	200	129	7,0
Trinkmilch, fettarm, 1,5 % Fett	200	95	3,0
Trinkmilch, entrahmt	200	70	0,1
Ziegenmilch	200	139	7,8
Sauermilchprodukte			
Buttermilch	200	74	1,0
Joghurt, 3,5 % Fett	200	127	7,0
Joghurt, fettarm, 1,5 % Fett	200	93	3,0
Joghurt, Magermilchjoghurt	200	69	0,2
Molke, süß	200	50	0,5
Sonstige Milchprodukte			
Kondensmilch, 10 % Fett	20	35	2,0
Kondensmilch, 7,5 % Fett	20	27	1,5
Sahne, 10 % Fett (Kaffeerahm)	20	25	2,1
Sahne, 30 % Fett (Schlagsahne)	20	62	6,3
Saure Sahne (Sauerrahm), extra	30	57	5,4
Trockenmilchpulver aus Vollmilch	25	122	6,6

☺ = günstiges Fettsäurenmuster, niedriger Gehalt an gesättigten Fettsäuren
😐 = »neutrales« Fettsäurenmuster
☹ = ungünstiges Fettsäurenmuster, im Verhältnis hoher Gehalt an gesättigten Fettsäuren

GFS g je Portion	**Trans-FS** g je Portion	**EUFS** g je Portion	**MUFS** **Omega-6** g je Portion	**Omega-3** g je Portion	**Cholesterin** mg je Portion	**Bewertung**
10,0	*	4,0	0,2	0,2	*	☹ !
4,9	0,2	1,8	0,1	0,1	24	☹
7,9	0,6	2,7	0,4	0,1	*	☹
4,0	0,3	1,9	0,1	0,1	22	☹
1,8	*	0,8	0,1	0,03	10	☹
0,1	*	0,04	+	+	6	☹
5,1	0,2	1,7	0,2	0,1	22	☹
*	*	*	*	*	8	☹
4,3	*	2,1	0,2	0,1	22	☹
1,8	*	0,8	0,1	0,02	10	☹
0,1	*	0,1	0,001	0,0003	6	☹
*	*	*	*	*	*	☹
1,0	0,1	0,5	0,04	0,01	7	☹
0,8	0,05	0,4	0,03	0,01	5	☹
1,3	*	0,6	0,04	0,02	7	☹
3,5	*	1,7	0,1	0,04	22	☹
3,2	*	1,4	0,1	0,1	18	☹
3,9	*	2,1	0,1	0,04	24	☹

! = über 10 Gramm Fett pro Portion
* = keine Daten
+ = in Spuren vorhanden

Nahrungsmittel	Portion in g	kcal je Portion	Fett g je Portion
Käse			
Frischkäse – Quark			
Feta, 45 % Fett i. Tr.	30	71	5,4
Frischkäse, Doppelrahmfrischkäse	30	102	9,5
Frischkäse, Rahmfrischkäse, 50 % Fett i. Tr.	30	85	7,1
Körniger Frischkäse	30	30	1,3
Mozzarella	30	76	5,9
Ricotta	30	52	4,5
Speisequark, 20 % Fett i. Tr.	30	33	1,5
Speisequark, 40 % Fett i. Tr.	30	48	3,4
Hartkäse – Schnittkäse – Weichkäse – Schmelzkäse			
Bel Paese	30	112	9,1
Brie, 50 % Fett i. Tr.	30	103	8,4
Butterkäse, 50 % Fett i. Tr.	30	103	8,6
Camembert, 30 % Fett i. Tr.	30	65	4,1
Camembert, 40 % Fett i. Tr.	30	82	6,2
Camembert, 45 % Fett i. Tr.	30	86	6,7
Camembert, 50 % Fett i. Tr.	30	94	7,7
Camembert, 60 % Fett i. Tr.	30	113	10,2
Chester, 50 % Fett i. Tr.	30	117	9,7
Edamer, 30 % Fett i. Tr.	30	76	4,9
Edamer, 40 % Fett i. Tr.	30	95	7,0
Edamer, 45 % Fett i. Tr.	30	106	8,5
Edelpilzkäse, 50 % Fett i. Tr.	30	106	8,9
Emmentaler, 45 % Fett i. Tr.	30	119	9,4

☺ = günstiges Fettsäurenmuster, niedriger Gehalt an gesättigten Fettsäuren
😐 = »neutrales« Fettsäurenmuster
☹ = ungünstiges Fettsäurenmuster, im Verhältnis hoher Gehalt an gesättigten Fettsäuren

GFS g je Portion	Trans-FS g je Portion	EUFS g je Portion	MUFS: Omega-6 g je Portion	MUFS: Omega-3 g je Portion	Cholesterin mg je Portion	Bewertung
3,4	0,2	1,1	0,1	0,1	14	☹
5,7	*	2,5	0,2	0,1	31	☹
4,2	*	1,9	0,2	0,05	23	☹
0,7	*	0,3	0,03	0,01	3	☹
3,0	*	1,4	0,1	0,04	14	☹
2,7	*	1,2	0,1	0,04	*	☹
0,8	0,05	0,4	0,03	0,01	5	☹
2,0	0,1	0,9	0,1	0,02	11	☹
5,7	*	2,6	0,1	*	*	☹
3,9	0,4	2,1	0,1	0,1	30	☹
4,4	0,3	1,9	0,1	0,1	*	☹
2,2	0,1	1,1	0,1	0,03	11	☹
3,4	0,2	1,6	0,1	0,05	*	☹
3,8	0,2	1,7	0,1	0,1	19	☹
4,5	0,2	2,1	0,1	0,1	21	☹
5,6	0,3	2,7	0,2	0,1	28	☹
5,8	*	2,2	0,1	0,1	25	☹
3,0	0,1	1,1	0,1	0,03	11	☹
4,4	0,1	1,8	0,1	0,05	21	☹
5,2	0,1	2,0	0,1	0,1	18	☹
5,0	0,3	2,0	0,2	0,1	26	☹
5,5	*	1,9	0,2	0,1	26	☹

! = über 10 Gramm Fett pro Portion
* = keine Daten
+= in Spuren vorhanden

Nahrungsmittel	Portion in g	kcal je Portion	Fett g je Portion
Gorgonzola	30	108	9,4
Gouda, 45 % Fett i. Tr.	30	100	7,6
Gruyère, 45 % Fett i. Tr.	30	120	9,6
Limburger, 20 % Fett i. Tr.	30	55	2,6
Limburger, 40 % Fett i. Tr.	30	80	5,9
Münsterkäse, 45 % Fett i. Tr.	30	87	6,8
Münsterkäse, 50 % Fett i. Tr.	30	96	7,9
Parmesan, 37 % Fett i. Tr.	30	112	7,7
Provolone	30	110	8,7
Roquefort	30	109	9,2
Schmelzkäse, 45 % Fett i. Tr.	30	81	7,1
Schmelzkäse, 60 % Fett i. Tr.	30	98	9,1
Tilsiter, 30 % Fett i. Tr.	30	81	5,2
Tilsiter, 45 % Fett i. Tr.	30	107	8,3
Eier			
Hühnerei, Stück 58 g (Gewichtsklasse M)	52	81	5,9
Eidotter, mittelgroß, 19 g	19	67	6,1
FETTE, ÖLE, NÜSSE, SAMEN			
Pflanzliche Fette und Öle			
Distelöl (Safloröl)	10	90	10,0
Erdnussmus, Erdnusspaste	10	62	4,8
Erdnussöl	10	90	10,0
Kakaobutter	10	90	10,0
Kokosfett	10	90	10,0
Kürbiskernöl	10	90	10,0
Leinöl	10	90	10,0

☺ = günstiges Fettsäurenmuster, niedriger Gehalt an gesättigten Fettsäuren
😐 = »neutrales« Fettsäurenmuster
☹ = ungünstiges Fettsäurenmuster, im Verhältnis hoher Gehalt an gesättigten Fettsäuren

GFS g je Portion	Trans-FS g je Portion	EUFS g je Portion	MUFS Omega-6 g je Portion	MUFS Omega-3 g je Portion	Cholesterin mg je Portion	Bewertung
4,6	0,3	2,3	0,2	0,04	*	☹
5,8	0,1	1,9	0,1	0,1	34	☹
5,1	*	2,8	0,4	0,1	*	☹
1,6	0,04	0,7	0,04	0,1	6	☹
3,7	0,1	1,5	0,1	0,03	27	☹
4,2	0,1	1,6	0,1	0,04	29	☹
4,9	0,1	1,9	0,1	0,05	29	☹
4,8	0,2	1,9	0,1	0,1	20	☹
5,3	*	2,3	0,2	0,1	*	☹
5,8	0,2	2,0	0,2	0,2	*	☹
3,7	0,1	1,4	0,1	0,03	16	☹
4,7	0,2	1,8	0,1	0,04	*	☹
3,2	0,1	1,2	0,1	0,04	11	☹
5,1	0,2	1,9	0,2	0,1	18	☹
1,7	0,01	2,5	0,9	0,1	206	😐
1,8	0,02	2,4	0,9	0,1	239	😐
0,9	*	1,1	7,5	0,05	0	☺
0,9	*	2,6	1,0	*	*	😐
2,0	*	5,6	2,2	0,1	0	☺
6,1	0,01	3,1	0,2	0,03	0	☹
8,6	*	0,7	0,2	*	0	☹
1,7	*	2,8	4,9	0,05	0	☺
1,0	*	1,9	1,4	5,3	0	☺

! = über 10 Gramm Fett pro Portion
* = keine Daten
+ = in Spuren vorhanden

Nahrungsmittel	Portion in g	kcal je Portion	Fett g je Portion
Maiskeimöl	10	90	10,0
Margarine, Diätmargarine	10	72	8,0
Margarine, Halbfettmargarine	20	74	8,0
Margarine, Pflanzenmargarine	10	72	8,0
Margarine, Standardware für Großküchen	10	72	8,0
Olivenöl	10	90	10,0
Palmöl	10	90	10,0
Rapsöl (Rüböl)	10	90	10,0
Sesamöl, raffiniert	10	90	10,0
Sojaöl, raffiniert	10	90	10,0
Sonnenblumenöl, raffiniert	10	90	10,0
Traubenkernöl	10	90	10,0
Walnussöl	10	90	10,0
Weizenkeimöl	10	90	10,0
Nüsse und Samen			
Cashewnuss	15	86	6,3
Erdnuss	15	85	7,2
Erdnuss, geröstet	15	88	7,4
Haselnuss	15	97	9,2
Kokosnuss	15	54	5,5
Kürbiskerne	15	85	6,8
Leinsamen	15	56	4,6
Macadamianuss	15	105	11,0
Mandel, süß	15	87	8,1
Marone (Esskastanie)	15	29	0,3
Mohnsamen	15	72	6,3

☺ = günstiges Fettsäurenmuster, niedriger Gehalt an gesättigten Fettsäuren
😐 = »neutrales« Fettsäurenmuster
☹ = ungünstiges Fettsäurenmuster, im Verhältnis hoher Gehalt an gesättigten Fettsäuren

GFS g je Portion	Trans-FS g je Portion	EUFS g je Portion	MUFS Omega-6 g je Portion	MUFS Omega-3 g je Portion	Cholesterin mg je Portion	Bewertung
1,3	*	2,6	5,6	0,1	0	☺
2,6	0,04	1,8	3,1	0,2	0	☺
2,2	0,2	2,7	2,3	0,3	1	☺
3,1	0,3	2,7	1,7	0,3	1	☺
2,4	*	3,3	1,8	0,2	12	☺
1,4	*	7,1	0,8	0,1	0	☺
4,8	*	3,7	1,0	0,1	0	☺
0,7	*	5,8	2,2	0,9	0	☺
1,3	*	4,0	4,3	0,1	0	☺
1,5	*	1,9	5,3	0,8	0	☺
1,1	*	2,0	6,3	0,1	0	☺
0,9	*	1,7	6,6	0,05	0	☺
1,0	0,02	1,8	5,2	1,2	0	☺
1,7	*	1,5	5,6	0,8	0	☺
1,4	*	3,7	1,1	0,02	0	☺
1,0	*	3,3	2,1	0,1	0	☺
1,1	*	3,4	2,1	0,1	0	☺
0,6	*	6,9	1,3	0,02	0	☺
4,8	*	0,3	0,1	*	0	☹
0,0	*	*	*	*	0	☺
0,4	*	0,8	0,6	2,5	0	☺
1,5	*	8,6	0,3	*	0	☺ !
0,6	*	4,9	1,9	0,04	0	☺
0,0	*	0,2	0,1	0,01	0	☺
0,7	*	0,7	4,6	0,1	0	☺

! = über 10 Gramm Fett pro Portion
* = keine Daten
+ = in Spuren vorhanden

Nahrungsmittel	Portion in g	kcal je Portion	Fett g je Portion
Paranuss	15	101	10,0
Pekannuss	15	105	10,8
Pistazienkerne	15	89	7,7
Sesamsamen	15	85	7,6
Sonnenblumenkerne, geschält	15	87	7,4
Walnuss	15	99	9,4
Tierische Fette			
Butter	10	75	8,3
Butter, Milchhalbfett aus Markenbutter	20	78	8,0
Butterschmalz	10	90	10,0
Gänseschmalz	10	90	10,0
Hammeltalg	10	75	8,1
Rindertalg	10	90	10,0
Schweineschmalz	10	90	10,0
FISCHE UND MEERESTIERE			
Seefische			
Dornhai (Dornfisch, Seeaal)	100	181	14,5
Dorsch (Kabeljau)	100	77	0,7
Flunder	100	72	0,7
Grönlandheilbutt (schwarzer Heilbutt)	100	144	10,1
Heilbutt (weißer Heilbutt)	100	95	1,6
Hering (Atlantikhering)	100	233	17,8
Katfisch (Steinbeißer)	100	80	1,9
Limande	100	78	0,9
Makrele	100	182	11,9

☺ = günstiges Fettsäurenmuster, niedriger Gehalt an gesättigten Fettsäuren
😐 = »neutrales« Fettsäurenmuster
☹ = ungünstiges Fettsäurenmuster, im Verhältnis hoher Gehalt an gesättigten Fettsäuren

GFS g je Portion	Trans-FS g je Portion	EUFS g je Portion	MUFS: Omega-6 g je Portion	MUFS: Omega-3 g je Portion	Cholesterin mg je Portion	Bewertung
2,2	*	2,8	4,5	*	0	☺
0,8	*	7,0	2,3	0,1	0	☺ !
0,9	*	5,2	1,1	0,03	0	☺
1,1	*	3,0	2,8	0,1	0	☺
0,8	*	2,0	4,2	0,01	0	☺
1,0	*	1,7	5,1	1,2	0	☺
5,3	0,3	2,1	0,1	0,05	24	☹
5,1	0,3	2,1	0,1	0,05	28	☹
6,3	0,4	2,5	0,2	0,05	29	☹
2,8	*	5,8	1,0	0,2	*	😐
4,3	*	3,2	0,3	*	11	☹
4,8	0,3	3,9	0,3	0,04	9	☹
3,9	0,04	4,4	1,1	0,1	9	☹
4,7	*	5,2	0,2	3,1	23	☺ !
0,1	*	0,1	0,03	0,3	34	☺
0,2	*	0,3	0,02	0,1	48	☺
1,5	*	6,7	0,1	0,8	*	☺ !
0,3	*	0,4	0,1	0,6	24	☺
3,3	*	8,8	0,2	4,0	77	☺ !
0,3	*	0,8	0,1	0,5	33	☺
0,2	*	0,2	0,04	0,2	*	☺
3,3	*	4,7	0,3	2,3	82	☺ !

! = über 10 Gramm Fett pro Portion
* = keine Daten
+ = in Spuren vorhanden

Nahrungsmittel	Portion in g	kcal je Portion	Fett g je Portion
Meeräsche	100	120	4,3
Ostseehering	100	155	9,2
Rotbarsch (Goldbarsch)	100	105	3,6
Rotzunge	100	72	1,1
Sardelle (Anchovis)	100	101	2,3
Sardine	100	118	4,5
Schellfisch	100	77	0,6
Scholle	100	86	1,9
Schwertfisch	100	117	4,4
Seehecht	100	94	2,8
Seelachs (Köhler)	100	81	0,9
Seeteufel (Anglerfisch)	100	66	0,7
Seezunge	100	82	1,4
Sprotte	100	216	16,6
Stöcker (Schildmakrele)	100	114	3,9
Thunfisch	100	226	15,5
Sonstige Krusten- und Meerestiere			
Austern	100	66	1,2
Garnele (Nordseegarnele)	100	87	1,4
Hummer	100	81	1,9
Krebs (Flusskrebs)	100	64	0,5
Languste	100	84	1,1
Miesmuschel (Blau- oder Pfahlmuschel)	100	69	2,0
Süßwasserfische			
Aal, Flussaal	100	281	24,5
Barsch (Flussbarsch)	100	81	0,8

☺ = günstiges Fettsäurenmuster, niedriger Gehalt an gesättigten Fettsäuren
😐 = »neutrales« Fettsäurenmuster
☹ = ungünstiges Fettsäurenmuster, im Verhältnis hoher Gehalt an gesättigten Fettsäuren

GFS g je Portion	Trans-FS g je Portion	EUFS g je Portion	MUFS Omega-6 g je Portion	MUFS Omega-3 g je Portion	Cholesterin mg je Portion	Bewertung
1,5	*	1,4	0,3	0,6	81	☺
2,5	*	2,3	0,5	2,2	44	☺
0,7	*	1,8	0,3	0,5	30	☺
0,2	*	0,3	0,05	0,4	15	☺
0,7	*	0,5	0,1	0,6	*	☺
1,2	*	1,1	0,1	1,5	*	☺
0,1	*	0,1	0,03	0,2	35	☺
0,4	*	0,4	0,1	0,6	63	☺
0,0	*	1,9	0,1	1,0	39	☺
0,6	*	0,6	0,1	0,8	*	☺
0,2	*	0,2	0,02	0,5	39	☺
0,2	*	0,1	0,03	0,3	25	☺
0,4	*	0,4	0,1	0,3	50	☺
4,0	*	6,5	0,3	3,9	109	☺ !
0,8	*	1,7	*	0,5	*	☺
4,1	*	4,2	0,5	4,2	*	☺ !
0,4	*	0,2	0,03	0,2	260	☺
0,3	*	0,2	0,1	0,4	138	☺
0,2	*	0,4	0,1	0,6	89	☺
0,1	*	0,1	0,04	0,1	158	☺
0,1	*	0,1	0,2	0,3	140	☺
0,6	*	0,5	0,1	0,4	126	☺
5,7	*	11,4	1,4	1,8	164	😐 !
0,1	*	0,1	0,05	0,2	72	☺

! = über 10 Gramm Fett pro Portion
* = keine Daten
+ = in Spuren vorhanden

Nahrungsmittel	Portion in g	kcal je Portion	Fett g je Portion
Brassen	100	116	5,5
Felchen (Renke)	100	100	3,2
Forelle (Bachforelle)	100	103	2,7
Hecht	100	81	0,9
Karpfen	100	115	4,8
Lachs (Salm)	100	202	13,6
Wels (Waller)	100	163	11,3
Zander	100	83	0,7
Fischdauerwaren			
Aal, geräuchert	30	99	8,6
Bückling	30	67	4,7
Flunder, geräuchert	30	33	0,6
Heilbutt, geräuchert (Schwarzer Heilbutt)	30	67	5,1
Hering, mariniert (Bismarckhering)	30	63	4,8
Katfisch (Steinbeißer), geräuchert	30	63	4,8
Makrele, geräuchert	30	67	4,7
Ölsardinen in Dosen	30	66	4,2
Rotbarsch (Goldbarsch), geräuchert	30	43	1,7
Salzhering	30	65	4,6
Schellfisch, geräuchert	30	28	0,1
Schillerlocken	30	91	7,2
Seelachs, geräuchert	30	30	0,2
Sprotte, geräuchert	30	73	5,5

☺ = günstiges Fettsäurenmuster, niedriger Gehalt an gesättigten Fettsäuren
😐 = »neutrales« Fettsäurenmuster
☹ = ungünstiges Fettsäurenmuster, im Verhältnis hoher Gehalt an gesättigten Fettsäuren

GFS g je Portion	Trans-FS g je Portion	EUFS g je Portion	MUFS Omega-6 g je Portion	MUFS Omega-3 g je Portion	Cholesterin mg je Portion	Bewertung
1,6	*	1,2	0,1	1,5	*	☺
0,7	*	1,4	0,3	0,7	*	☺
0,6	*	0,8	0,3	0,8	56	☺
0,1	*	0,2	0,1	0,3	63	☺
1,0	*	2,3	0,5	0,6	75	☺
2,9	*	6,1	0,6	3,6	44	☺ !
3,2	*	2,7	1,3	0,8	152	☺ !
0,1	*	0,2	0,04	0,2	*	☺
2,0	*	4,0	0,5	0,7	*	☺
0,8	*	2,3	0,1	0,8	27	☺
0,1	*	0,2	0,0	0,1	*	☺
0,8	*	3,5	0,1	0,4	*	☺
0,9	*	2,4	0,1	1,1	*	☺
0,2	*	0,5	0,04	0,3	*	☺
0,9	*	2,0	0,1	1,2	*	☺
0,7	*	1,7	0,1	0,8	42	☺
0,3	*	0,8	0,2	0,3	*	☺
1,1	*	2,3	0,05	1,0	*	☺
0,0	*	0,02	0,01	0,1	*	☺
1,6	*	3,0	0,3	1,7	*	☺
0,0	*	0,1	0,01	0,1	*	☺
1,3	*	2,2	0,1	1,3	*	☺

! = über 10 Gramm Fett pro Portion
* = keine Daten
+ = in Spuren vorhanden

Nahrungsmittel	Portion in g	kcal je Portion	Fett g je Portion
FLEISCH UND GEFLÜGEL			
Geflügel			
Brathähnchen	100	166	9,6
Ente	100	227	17,2
Gans	100	342	31,0
Hähnchenbrust, mit Haut	100	145	6,2
Hähnchenkeule (Schlegel), mit Haut	100	174	11,2
Hühnerherz	100	124	5,3
Hühnerleber	100	131	4,7
Pute, Jungtiere (Babyputer)	100	151	6,8
Putenbrust, ohne Haut	100	105	1,0
Putenkeule, ohne Haut	100	114	3,6
Puter (Truthahn), ausgewachsene Tiere	100	157	8,5
Suppenhuhn	100	257	20,3
Hammel – Lamm			
Brust	100	381	37,0
Bug (Schulter)	100	287	25,0
Filet	100	112	3,4
Herz	100	157	10,0
Keule (Schlegel)	100	234	18,0
Kotelett	100	348	32,0
Lende	100	194	13,2
Kalbfleisch			
Brust	100	131	6,3
Bug (Schulter)	100	107	2,6

☺ = günstiges Fettsäurenmuster, niedriger Gehalt an gesättigten Fettsäuren
😐 = »neutrales« Fettsäurenmuster
☹ = ungünstiges Fettsäurenmuster, im Verhältnis hoher Gehalt an gesättigten Fettsäuren

GFS g je Portion	Trans-FS g je Portion	EUFS g je Portion	MUFS		Cholesterin mg je Portion	Bewertung
			Omega-6 g je Portion	Omega-3 g je Portion		
2,6	*	3,5	2,2	0,2	99	😐
5,7	*	8,2	2,1	0,2	76	😐 !
8,7	*	16,3	3,1	0,2	86	😐 !
1,9	0,02	2,0	1,3	0,3	62	😐
3,7	*	3,2	2,4	0,2	87	😐 !
1,4	*	1,5	1,2	0,04	170	😐
1,6	*	1,2	0,6	0,1	492	😐
1,7	*	2,4	1,6	0,1	75	😐
0,4	*	0,2	0,2	*	44	😐
1,4	*	0,9	1,0	*	72	😐
2,2	*	3,0	2,3	0,2	74	😐
6,5	*	6,6	4,9	0,6	*	😐 !
16,9	*	14,5	0,9	0,5	*	☹ !
11,4	*	9,8	0,6	0,3	*	☹ !
1,6	*	2,2	0,1	0,03	65	☹
*	*	4,2	0,4	0,1	130	☹
8,2	*	7,1	0,4	0,2	70	☹ !
14,6	2,6	12,6	0,7	0,4	70	☹ !
6,0	*	5,2	0,3	0,2	65	☹ !
2,6	*	2,4	0,4	0,1	*	☹
1,4	*	1,0	0,1	0,02	70	☹

! = über 10 Gramm Fett pro Portion
* = keine Daten
+ = in Spuren vorhanden

Nahrungsmittel	Portion in g	kcal je Portion	Fett g je Portion
Filet	100	95	1,4
Herz	100	113	5,1
Leber	100	130	4,1
Muskelfleisch (ohne Fett)	100	95	0,8
Niere	100	124	6,4
Rindfleisch			
Brust (Brustkern)	100	200	14,0
Bug (Schulter)	100	129	5,3
Corned Beef (Deutsch)	100	141	6,0
Filet	100	121	4,0
Herz	100	121	6,0
Hochrippe (dicke Rippe, Rostbraten)	100	153	8,1
Hüfte (Schwanzstück)	100	107	2,4
Kamm (Hals)	100	150	8,1
Leber	100	130	3,4
Lende (Roastbeef)	100	130	4,5
Muskelfleisch (ohne Fett)	100	105	1,9
Niere	100	116	5,1
Schweinefleisch			
Bauch	100	261	21,1
Eisbein (Hinterhaxe)	100	186	12,2
Filet	100	104	2,0
Herz	100	97	2,6
Kamm	100	191	13,8
Kasseler	100	151	7,5
Leber	100	129	4,5

☺ = günstiges Fettsäurenmuster, niedriger Gehalt an gesättigten Fettsäuren
😐 = »neutrales« Fettsäurenmuster
☹ = ungünstiges Fettsäurenmuster, im Verhältnis hoher Gehalt an gesättigten Fettsäuren

GFS g je Portion	Trans-FS g je Portion	EUFS g je Portion	MUFS Omega-6 g je Portion	MUFS Omega-3 g je Portion	Cholesterin mg je Portion	Bewertung
0,5	0,02	0,6	0,1	0,1	70	☹
*	*	*	0,3	*	140	☹
*	*	*	0,4	*	360	☹
0,3	*	0,2	0,3	0,01	70	☹
2,9	*	3,0	0,1	0,1	380	☹
6,5	*	6,6	0,3	0,2	70	☹ !
2,3	*	2,4	0,2	0,1	57	☹
2,5	0,1	2,7	0,2	0,1	*	☹
1,8	0,1	1,7	0,1	0,04	51	☹
*	*	*	0,2	0,1	125	☹
3,6	*	3,7	0,2	0,1	47	☹
1,0	*	1,1	0,1	0,03	49	☹
3,6	*	3,7	0,2	0,1	60	☹
*	*	*	0,2	*	260	☹
1,9	*	2,0	0,2	0,1	49	☹
0,8	0,03	0,8	0,1	0,03	70	☹
2,4	*	1,5	0,1	0,1	340	☹
9,1	*	9,8	1,0	0,1	59	☹ !
5,1	*	5,6	0,7	0,2	70	☹ !
0,8	+	0,9	0,1	0,02	55	☹
0,7	*	0,4	0,8	0,2	154	😐
5,8	*	6,4	0,8	0,2	64	☹ !
3,1	*	3,5	0,4	0,1	*	☹
1,7	*	0,6	1,0	0,4	368	☹

! = über 10 Gramm Fett pro Portion
* = keine Daten
+ = in Spuren vorhanden

Nahrungsmittel	Portion in g	kcal je Portion	Fett g je Portion
Mett	100	279	22,5
Muskelfleisch (ohne Fett)	100	105	1,9
Niere	100	96	3,2
Schnitzel (Oberschale)	100	106	1,9
Sonstige			
Pferd	100	108	2,7
Wildschwein	100	162	9,3
Fleischwaren – Wurstwaren			
Bierschinken	30	51	3,4
Bockwurst	30	83	7,6
Cervelatwurst	30	118	10,4
Fleischkäse (Leberkäse)	30	89	8,3
Jagdwurst	30	62	4,9
Leberwurst, grob	30	98	8,8
Mortadella	30	103	9,8
Rotwurst (Blutwurst)	30	90	8,7
Schinken, gesalzen und gekocht	30	38	1,1
Schweinebauch, geräuchert	30	112	10,0
Speck, durchwachsen	30	186	19,5
HÜLSENFRÜCHTE			
Augenbohne (Kuhbohne)	75	180	1,1
Erbsen	75	203	1,1
Goabohne	75	301	12,2
Limabohnen	75	206	1,1
Mungobohne (Urdbohne)	75	202	0,9
Sojabohnen	75	247	13,7
Sojamehl, vollfett	75	260	15,5

☺ = günstiges Fettsäurenmuster, niedriger Gehalt an gesättigten Fettsäuren
😐 = »neutrales« Fettsäurenmuster
☹ = ungünstiges Fettsäurenmuster, im Verhältnis hoher Gehalt an gesättigten Fettsäuren

GFS g je Portion	Trans-FS g je Portion	EUFS g je Portion	MUFS Omega-6 g je Portion	MUFS Omega-3 g je Portion	Cholesterin mg je Portion	Bewertung
9,7	*	10,2	1,0	0,1	*	☹ !
0,6	*	0,8	0,2	0,1	65	😐
1,2	*	0,6	0,8	0,3	405	☹
0,7	*	0,9	0,1	0,03	49	☹
1,0	*	1,1	0,3	0,3	60	😐
3,2	*	4,5	0,7	*	63	😐
1,2	0,03	1,5	0,3	0,03	26	☹
2,7	0,1	3,3	0,7	0,1	*	☹
4,4	0,04	4,5	0,7	0,1	90	☹ !
2,7	0,1	3,6	1,1	0,1	*	☹
1,7	0,02	2,1	0,6	0,1	26	☹
3,4	*	4,4	0,4	0,1	26	☹
3,4	0,03	4,6	1,0	0,2	26	☹
3,1	0,1	3,7	1,0	0,1	26	☹
0,4	0,002	0,5	0,1	0,01	18	☹
3,7	0,05	4,6	0,9	0,2	*	☹
8,4	*	8,8	1,0	0,1	*	☹ !
0,4	*	0,1	0,3	0,2	0	😐
0,2	*	0,1	0,5	0,1	0	☺
4,4	*	4,4	2,6	0,2	0	😐 !
0,3	*	0,1	0,4	0,2	0	☺
0,2	*	0,2	0,1	0,4	0	☺
2,0	*	3,1	7,4	0,7	0	☺ !
2,2	*	2,6	8,0	1,1	0	☺ !

! = über 10 Gramm Fett pro Portion
* = keine Daten
+ = in Spuren vorhanden

Nahrungsmittel	Portion in g	kcal je Portion	Fett g je Portion
GETREIDE UND GETREIDEPRODUKTE			
Getreide, Mehle, Mehlprodukte			
Amaranth	60	222	5,3
Buchweizen, Korn, geschält	60	202	1,0
Gerste, Korn	60	188	1,3
Grünkernmehl (Dinkelmehl)	60	199	1,6
Hafer, Korn	60	196	4,3
Haferflocken (Vollkorn)	60	209	4,2
Hafergrütze	60	204	3,5
Hirse, Korn	60	210	2,3
Mais, Korn	60	194	2,3
Mais, Vollmehl	60	194	1,7
Quinoa	60	201	3,0
Reis, Korn, Naturreis	60	207	1,3
Reis, Korn, poliert	60	206	0,4
Roggen, Korn	60	176	1,0
Sorghum (Rote Hirse)	60	209	1,9
Weizen, Korn	60	178	1,1
Weizenkeime	60	187	5,5
Weizenkleie	60	103	2,8
Brot			
Grahambrot	100	199	1,0
Teigwaren			
Eier-Teigwaren (Nudeln), roh	60	212	1,7

☺ = günstiges Fettsäurenmuster, niedriger Gehalt an gesättigten Fettsäuren
😐 = »neutrales« Fettsäurenmuster
☹ = ungünstiges Fettsäurenmuster, im Verhältnis hoher Gehalt an gesättigten Fettsäuren

GFS g je Portion	Trans-FS g je Portion	EUFS g je Portion	MUFS Omega-6 g je Portion	Omega-3 g je Portion	Cholesterin mg je Portion	Bewertung
1,3	*	1,3	2,4	0,05	0	☺
0,2	*	0,3	0,3	0,05	0	☺
0,3	*	0,2	0,7	0,1	0	☺
0,1	*	0,3	0,7	0,1	0	☺
0,9	*	1,5	1,6	0,1	0	☺
0,8	*	1,6	1,5	0,1	0	☺
0,7	*	1,2	1,4	0,05	0	☺
0,6	*	0,6	1,1	0,1	0	☺
0,4	*	0,7	1,0	0,02	0	☺
0,2	*	0,5	0,8	0,02	0	☺
0,3	*	0,8	1,5	0,1	0	☺
0,4	*	0,3	0,5	0,02	0	☺
0,1	*	0,1	0,1	0,01	0	☺
0,2	*	0,3	0,5	0,04	0	☺
0,3	*	0,6	0,6	0,04	0	☺
0,2	*	0,1	0,5	0,03	0	☺
0,8	*	0,7	2,2	0,2	0	☺
0,5	*	0,5	1,3	0,03	0	☺
0,2	*	0,2	0,6	0,04	0	☺
*	*	*	0,5	0,05	*	*

! = über 10 Gramm Fett pro Portion
* = keine Daten
+ = in Spuren vorhanden

Nahrungsmittel	Portion in g	kcal je Portion	Fett g je Portion
GEMÜSE UND PILZE			
Gemüse			
Bambussprossen, roh	200	35	0,6
Blumenkohl, roh	200	45	0,6
Bohnen, grün, roh	200	66	0,5
Chicorée, roh	200	33	0,4
Erbsen, grün, Schote und Samen, roh	200	162	1,0
Gartenkresse, roh	10	3	0,1
Grünkohl (Braunkohl), roh	200	73	1,8
Gurken, roh	200	25	0,4
Kartoffel, roh	350	239	0,4
Knoblauch, roh	200	278	0,2
Knollensellerie, roh	200	37	0,7
Kohlrabi, roh	200	47	0,2
Kohlrübe, roh	200	58	0,3
Kopfsalat, roh	200	23	0,4
Kürbis, roh	200	49	0,3
Löwenzahnblätter	50	13	0,3
Meerrettich, roh	200	126	0,6
Möhren (Karotten), roh	200	52	0,4
Paprikafrüchte, roh	200	37	0,4
Pastinake, roh	200	118	0,9
Petersilienblatt, roh	10	5	0,0
Petersilienwurzel, roh	200	80	0,9
Porree (Lauch), roh	200	49	0,6
Radieschen, roh	200	29	0,3

☺ = günstiges Fettsäurenmuster, niedriger Gehalt an gesättigten Fettsäuren
😐 = »neutrales« Fettsäurenmuster
☹ = ungünstiges Fettsäurenmuster, im Verhältnis hoher Gehalt an gesättigten Fettsäuren

GFS g je Portion	Trans-FS g je Portion	EUFS g je Portion	MUFS: Omega-6 g je Portion	MUFS: Omega-3 g je Portion	Cholesterin mg je Portion	Bewertung
0,1	*	0,02	0,2	0,1	0	☺
0,1	*	0,01	0,1	0,2	0	☺
0,1	*	0,01	0,1	0,1	0	☺
0,1	*	0,01	0,1	0,1	0	☺
0,2	*	0,1	0,5	0,1	0	☺
0,0	*	0,001	+	0,03	0	☺
0,2	*	0,04	0,3	0,7	0	☺
0,1	*	0,01	0,1	0,1	0	☺
0,1	*	0,01	0,1	0,1	0	☺
0,0	*	0,01	0,1	0,01	0	☺
0,1	*	0,03	0,3	0,03	0	☺
0,1	*	0,03	0,0	0,1	0	☺
0,0	*	0,01	0,1	0,1	0	☺
0,1	*	0,01	0,1	0,1	0	☺
0,1	*	0,004	0,0	0,1	0	☺
0,0	*	0,01	0,0	0,1	0	☺
0,1	*	0,1	0,1	0,2	0	☺
0,1	*	0,01	0,2	0,02	0	☺
0,1	*	0,01	0,2	0,1	0	☺
0,1	*	0,05	0,5	0,04	0	☺
0,0	*	0,001	0,0	0,01	0	☺
0,2	*	0,1	0,4	0,1	0	☺
0,2	*	0,03	0,3	0,1	0	☺
0,1	*	0,03	0,0	0,1	0	☺

! = über 10 Gramm Fett pro Portion
* = keine Daten
+ = in Spuren vorhanden

Nahrungsmittel	Portion in g	kcal je Portion	Fett g je Portion
Rettich, roh	200	31	0,3
Rhabarber, roh	200	27	0,3
Rosenkohl, roh	200	72	0,7
Rote Rübe (Bete), roh	200	82	0,2
Rotkohl, roh	200	43	0,4
Schnittlauch, roh	10	3	0,1
Spargel, roh	200	35	0,3
Spinat, roh	200	32	0,6
Tomaten, roh	200	35	0,4
Topinambur	200	61	0,8
Weißkohl, roh	200	50	0,4
Yamsknolle	200	197	0,2
Zwiebel, roh	200	55	0,5
PILZE			
Austernpilz	200	22	0,4
Champignon (Zucht-)	200	32	0,5
OBST			
Ananas	150	83	0,3
Apfel, ungeschält, roh	150	80	0,9
Apfelsine, roh	150	63	0,3
Aprikose	150	64	0,2
Avocado, roh	50	110	11,8
Banane, roh	100	88	0,2
Birne, roh	150	83	0,4
Erdbeere, roh	150	48	0,6
Feige	150	92	0,8
Grapefruit, roh	150	57	0,2

☺ = günstiges Fettsäurenmuster, niedriger Gehalt an gesättigten Fettsäuren
😐 = »neutrales« Fettsäurenmuster
☹ = ungünstiges Fettsäurenmuster, im Verhältnis hoher Gehalt an gesättigten Fettsäuren

GFS g je Portion	Trans-FS g je Portion	EUFS g je Portion	MUFS Omega-6 g je Portion	MUFS Omega-3 g je Portion	Cholesterin mg je Portion	Bewertung
0,1	*	0,03	0,0	0,1	0	☺
0,1	*	0,01	0,1	0,03	0	☺
0,1	*	0,02	0,1	0,3	0	☺
+	*	0,02	0,1	0,02	0	☺
0,1	*	0,01	0,1	0,1	0	☺
+	*	0,002	0,01	0,03	0	☺
0,1	*	0,01	0,1	0,01	0	☺
0,1	*	0,03	0,1	0,3	0	☺
0,1	*	0,1	0,2	0,02	0	☺
0,2	*	0,02	0,3	0,1	0	☺
0,1	*	0,01	0,1	0,2	0	☺
0,1	*	0,1	0,0	0,00	0	☺
0,2	*	0,0	0,2	0,0	0	☺
0,1	*	0,0	0,2	0,0	0	☺
0,1	*	0,0	0,3	0,0	0	☺
+	*	+	0,1	+	0	☺
0,0	*	0,0	0,3	0,1	0	☺
+	*	0,1	0,1	+	0	☺
+	*	0,1	+	*	0	☺
0,9	*	7,7	0,8	0,1	0	☺ !
0,1	*	+	+	+	0	☺
0,1	*	0,1	0,2	+	0	☺
+	*	0,1	0,2	0,2	0	☺
0,1	*	0,1	0,3	*	0	☺
0,1	*	+	0,1	+	0	☺

! = über 10 Gramm Fett pro Portion
* = keine Daten
+ = in Spuren vorhanden

Nahrungsmittel	Portion in g	kcal je Portion	Fett g je Portion	
Guave	150	51	0,8	
Himbeere	150	50	0,5	
Honigmelone, roh – Fruchtfleisch	150	82	0,2	
Johannisbeeren, rot	150	49	0,3	
Johannisbeeren, schwarz	150	59	0,3	
Kaki, roh	150	105	0,5	
Kirschen, sauer, roh	150	80	0,8	
Kirschen, süß, roh	150	94	0,5	
Mango, roh	150	86	0,7	
Olive, grün, mariniert	50	69	7,0	
Papaya	150	56	0,1	
Pfirsich	150	62	0,2	
Pflaumen, roh	150	73	0,3	
Quitte	150	57	0,8	
Stachelbeeren, roh	150	56	0,2	
Wassermelone, roh	150	56	0,3	
Weintrauben, roh	150	101	0,4	
Zitrone	150	54	0,9	

☺ = günstiges Fettsäurenmuster, niedriger Gehalt an gesättigten Fettsäuren
😐 = »neutrales« Fettsäurenmuster
☹ = ungünstiges Fettsäurenmuster, im Verhältnis hoher Gehalt an gesättigten Fettsäuren

GFS g je Portion	Trans-FS g je Portion	EUFS g je Portion	MUFS		Cholesterin mg je Portion	Bewertung
			Omega-6 g je Portion	Omega-3 g je Portion		
0,2	*	0,1	0,2	0,1	0	☺
+	*	+	0,2	0,1	0	☺
+	*	+	+	+	0	☺
0,1	*	+	0,1	+	0	☺
+	*	+	0,1	0,1	0	☺
0,1	*	0,1	0,1	+	0	☺
+	*	0,2	0,1	0,1	0	☺
0,1	*	0,1	0,1	0,1	0	☺
0,2	*	0,3	+	0,1	0	☺
0,9	*	5,1	0,6	0,1	0	☺
+	*	+	+	+	0	☺
+	*	0,1	0,1	+	0	☺
+	*	0,1	0,1	+	0	☺
0,1	*	0,2	0,3	+	0	☺
+	*	+	0,1	+	0	☺
0,1	*	+	+	0,1	0	☺
0,1	*	+	0,2	0,1	0	☺
0,2	*	0,1	0,3	0,1	0	☺

! = über 10 Gramm Fett pro Portion
* = keine Daten
+ = in Spuren vorhanden

Einfluss der Fette auf entzündliche Krankheiten

Entzündungen werden im Organismus durch Entzündungsvermittler (Mediatoren) gefördert. Diese Substanzen werden auch Eicosanoide (Prostaglandine, Leukotriene, Thromboxane) genannt. In entzündetem Gewebe werden sie vermehrt aus der Ausgangssubstanz Arachidonsäure (AA) gebildet.

Arachidonsäure fördert Entzündungen

Arachidonsäure (AA) ist die Ausgangssubstanz für verschiedene Gewebshormone und Vermittlersubstanzen (Mediatoren). Der menschliche Organismus kann die langkettige Omega-6-Fettsäure Arachidonsäure Schritt für Schritt aus der Linolsäure (Omega-6-Fettsäure) bilden.

Wie viel von der Ausgangsfettsäure Linolsäure zur Arachidonsäure umgewandelt wird, richtet sich unter anderem nach dem Bedarf an Substanzen, die aus dieser Fettsäure gebildet werden. Nur Mensch und Tier können Arachidonsäure bilden. Diese Fettsäure ist deshalb nur im Fettanteil tierischer Lebensmittel enthalten.

Eine arachidonsäurearme Kostform kann die Beschwerden entzündlicher Erkrankungen, wie der häufigsten entzündlichen Erkrankung der Gelenke, der Rheumatoiden Arthritis, verbessern.

Unsere Ernährungsgewohnheiten mit einem hohen Anteil an Fleisch und tierischen Fetten sind dafür verantwortlich, dass wir mit der Nahrung viel Arachidonsäure aufnehmen. Ein Zuviel an Arachidonsäure steigert die Blutgerinnung sowie die immunologische und allergische Reaktion. Welche Lebensmittel wie viel Arachidonsäure enthalten, können Sie der Tabelle ab S. 68 entnehmen. Die Zufuhr von Arachidonsäure mit der Nahrung sollte auf unter 50 mg pro Tag reduziert werden.

Diese Menge ist bereits in 30 Gramm Schweineschmalz oder in einer Portion von 100 Gramm bis 150 Gramm magerem Fleisch enthalten (siehe auch Tabelle S. 76). Daraus lassen sich praktische Empfehlungen für die täglichen Mengen an Fleisch und fetten Fleischprodukten ableiten. Als Faustregeln gelten:

- Einen Verzehr von 150 Gramm Fleisch pro Tag nicht überschreiten.
- Gibt es Fleisch in der Hauptmahlzeit, sollten bei den Brotmahlzeiten möglichst Käse und pflanzliche Aufstriche anstelle von Fleisch- und Wurstwaren verwendet werden.

Omega-3-Fettsäuren bremsen Entzündungen

Eicosapentaensäure (EPA) und **Docosahexaensäure (DHA)** sind langkettige Omega-3-Fettsäuren, die reichlich in Fischölen vorkommen. Diese Fettsäuren (hauptsächlich EPA) reduzieren entzündliche Prozesse. Sie sind quasi die positiven Konkurrenten der Arachidonsäure, da sie deren Stoffwechsel hemmen.
EPA und DHA haben somit eine günstige Wirkung auf die Fließeigenschaften des Blutes, das Verklumpen der Blutplättchen (Thrombozytenaggregation) und das Immunsystem.
DHA reduziert auch den Gehalt an Triglyceriden im Blut.

Durch regelmäßige Fischmahlzeiten, ein- bis zweimal wöchentlich, kann Herz-Kreislauf-Erkrankungen vorgebeugt werden.
EPA und DHA können im Organismus auch in geringem Umfang aus Alpha-Linolensäure hergestellt werden. Gute Quellen dafür sind verschiedene Pflanzenöle (siehe auch Tabelle ab S.40).
Da die Umwandlungsrate jedoch begrenzt ist, sollen EPA und DHA auch direkt aufgenommen werden. Die besten Quellen sind fettreiche Seefische wie Hering, Lachs, Makrele und Thunfisch.

Ernährungsempfehlungen bei Rheumatoider Arthritis (RA)

Bei dieser Rheumaform mit fortschreitenden Gelenkentzündungen gelten zunächst die vier allgemeinen Empfehlungen bei Rheuma:

1. Körpergewicht normalisieren (BMI < 25).
2. Lacto-vegetabile Ernährung (Kost mit pflanzlichen Lebensmitteln, Milch- und Milchprodukten ohne weitere tierische Produkte) – eventuell nach kurzzeitigem, ärztlich kontrolliertem Fasten.
3. Ausreichende Calciumzufuhr (1000 Milligramm pro Tag) und ausreichende Bewegung im Freien (Vitamin-D-Synthese durch UV-Strahlen), um Osteoporose vorzubeugen. Bereits 80 Gramm fettarmer Schnittkäse, ergänzt durch 250 Gramm fettarmen Joghurt, sorgen für eine ausreichende Calciumversorgung. Auch calciumreiche Mineralwässer mit mindestens 150 Milligramm Calcium je Liter sind gute Quellen.
4. Alle Gelenke regelmäßig bewegen. Aktivitäten ohne Gelenkbelastung sind besonders günstig, wie Radfahren in der Ebene oder Schwimmen.

ZUSÄTZLICH GELTEN FOLGENDE EMPFEHLUNGEN

- Weniger als 50 Milligramm Arachidonsäure pro Tag.
- 1 Gramm Eicosapentaensäure (EPA) pro Tag.
- 4 Gramm Alpha-Linolensäure (MUFS, Omega-3-Fettsäuren) und 8 Gramm Linolsäure (MUFS, Omega-6-Fettsäuren) pro Tag.
- Ausreichend Vitamin E als Antioxidationsschutz.
- Ausreichend unterstützende antioxidative Vitamine, besonders Vitamin C und Beta-Carotin (Vorstufe von Vitamin A).

Die Tabelle ab S. 68 informiert über Arachidonsäure, EPA und DHA in ausgewählten Lebensmitteln.

Praktische Ernährungstipps bei entzündlichen Erkrankungen

- Pro Woche maximal zwei Fleischmahlzeiten mit je 100 Gramm magerem Fleisch. Schweinefleisch vermeiden.
- Auf Wurst möglichst verzichten, dafür Käse mit maximal 45 % Fett in der Trockenmasse.
- Pro Woche maximal zwei Eigelb verzehren.
- Tierische Fette (Butter, Butterschmalz, Schmalz) weitestgehend vermeiden.
- Pflanzliche Öle mit hohen Gehalten an Omega-3-Fettsäuren täglich verwenden (Leinöl, Rapsöl, Sojaöl, Walnussöl).
- Pro Woche zwei Seefischmahlzeiten zubereiten.
- Täglich fünf Portionen frisches Obst und Gemüse für eine optimierte Zufuhr von Antioxidantien (Beta-Carotin, Vitamin E, Vitamin C).
- Wenig Alkohol trinken. Alkohol kann die Entzündung verstärken und den Knochenabbau fördern.
- Täglich 0,5 Liter fettarme Milch oder die entsprechende Menge Milchprodukte und calciumreiche Mineralwässer (über 150 Milligramm Calcium je Liter) zur Osteoporoseprophylaxe, durch Optimierung der Calciumzufuhr.
- Zusätzlich zur Osteoporosevorbeugung täglich $^1/_2$ Stunde Bewegung an frischer Luft zur Vitamin-D-Bildung.

GEHALTE LANGKETTIGER OMEGA-6-
AUSGEWÄHLTEN LEBENSMITTELN

(Die Werte beziehen sich auf eine Portion verzehrbaren Anteil)

Nahrungsmittel	Portion in g	kcal je Portion
MILCH, MILCHPRODUKTE UND EIER		
Milch		
Trinkmilch, 3,5 % Fett	200	129
Trinkmilch, fettarm, 1,5 % Fett	200	95
Sauermilchprodukte		
Buttermilch	200	74
Joghurt, 3,5 % Fett	200	127
Joghurt, fettarm, 1,5 % Fett	200	93
Sonstige Milchprodukte		
Sahne, 30 % Fett (Schlagsahne)	20	62
Saure Sahne (Sauerrahm), extra	30	57
Käse – Quark		
Camembert, 30 % Fett i. Tr.	30	65
Camembert, 45 % Fett i. Tr.	30	86
Camembert, 60 % Fett i. Tr.	30	113
Emmentaler, 45 % Fett i. Tr.	30	119
Speisequark, 20 % Fett i. Tr.	30	33
Tilsiter, 45 % Fett i. Tr.	30	107
Eier		
Hühnerei, Stück 58 g (Gew.-Kl. M)	52	81
1 Eidotter, mittelgroß, 19 g	19	67

Unter dem Fettsäuren-Faktor wird die Fettsäurengruppe genannt, die bei den jeweiligen Lebensmitteln im Vordergrund steht und für die Daten vorliegen.

* keine Daten

UND OMEGA-3-FETTSÄUREN IN

Omega-6-Arachidonsäure (AA)
Omega-3-Eicosapentaensäure (EPA)
Omega-3-Docosahexaensäure (DHA)

AA mg je Portion	EPA mg je Portion	DHA mg je Portion	EPA + DHA mg je Portion	Fettsäuren-Faktor
8	*	*	*	✪
4	*	*	*	✪
2	*	*	*	✪
8	*	*	*	✪
4	*	*	*	✪
6	*	*	*	✪
3	*	*	*	✪
4	*	*	*	✪
7	*	*	*	✪
10	*	*	*	✪
8	*	*	*	✪
2	*	*	*	✪
8	*	*	*	✪
36	*	*	*	✪✪
40	*	34	34	✪✪

✪ AA = ‹ 20 mg/Portion
✪✪ AA = 20–250 mg/Portion
✪✪✪ AA = › 250 mg/Portion

★ EPA+DHA = 150–250 mg/Portion
★★ EPA+DHA = 250–1000 mg/Portion
★★★ EPA+DHA = › 1000 mg/Portion

Nahrungsmittel	Portion in g	kcal je Portion
FETTE		
Tierische Fette		
Butter	10	75
Butter, Milchhalbfett aus Markenbutter	20	78
Rindertalg	10	90
Schweineschmalz	10	90
FISCHE UND MEERESTIERE		
Seefische		
Dornhai (Dornfisch, Seeaal)	100	181
Dorsch (Kabeljau)	100	77
Flunder	100	72
Grönlandheilbutt (Schwarzer Heilbutt)	100	144
Heilbutt (Weißer Heilbutt)	100	95
Hering (Atlantikhering)	100	233
Katfisch (Steinbeißer)	100	80
Limande	100	78
Makrele	100	182
Meeräsche	100	120
Ostseehering	100	155
Rotbarsch (Goldbarsch)	100	105
Rotzunge	100	72
Sardelle (Anchovis)	100	101
Sardine	100	118
Schellfisch	100	77
Scholle	100	86
Schwertfisch	100	117

Unter dem Fettsäuren-Faktor wird die Fettsäurengruppe genannt, die bei den jeweiligen Lebensmitteln im Vordergrund steht und für die Daten vorliegen.

* keine Daten

AA mg je Portion	EPA mg je Portion	DHA mg je Portion	EPA + DHA mg je Portion	Fettsäuren-Faktor
11	*	1	1	✪
11	*	1	1	✪
24	*	*	*	✪✪
170	*	*	*	✪✪✪
*	550	1840	2390	★★★
17	71	194	265	★★
12	54	59	113	✪
29	255	387	642	★★
42	141	371	512	★★
37	2038	677	2715	★★★
37	178	215	393	★★
27	111	104	215	★
170	640	1138	1778	★★★
210	40	353	393	★★
60	740	1170	1910	★★★
240	258	156	414	★★
37	187	145	332	★
10	210	290	500	★★
8	580	810	1390	★★★
17	66	153	219	★
57	249	193	442	★★
90	130	660	790	★★

✪ AA = ‹ 20 mg/Portion
✪✪ AA = 20–250 mg/Portion
✪✪✪ AA = › 250 mg/Portion

★ EPA+DHA = 150–250 mg/Portion
★★ EPA+DHA = 250–1000 mg/Portion
★★★ EPA+DHA = › 1000 mg/Portion

Nahrungsmittel	Portion in g	kcal je Portion
Seehecht	100	94
Seelachs (Köhler)	100	81
Seeteufel (Anglerfisch)	100	66
Seezunge	100	82
Sprotte	100	216
Thunfisch	100	226
Sonstige Krusten- und Meerestiere		
Austern	100	66
Garnele (Nordseegarnele)	100	87
Hummer	100	81
Krebs (Flusskrebs)	100	64
Languste	100	84
Miesmuschel (Blau- oder Pfahlmuschel)	100	69
Süßwasserfische		
Aal, Flussaal	100	281
Barsch (Flussbarsch)	100	81
Brassen	100	116
Felchen (Renke)	100	100
Forelle (Bachforelle)	100	103
Hecht	100	81
Karpfen	100	115
Lachs (Salm)	100	202
Wels (Waller)	100	163
Zander	100	83
Fischdauerwaren		
Aal, geräuchert	30	99
Bückling	30	67

Unter dem Fettsäuren-Faktor wird die Fettsäurengruppe genannt, die bei den jeweiligen Lebensmitteln im Vordergrund steht und für die Daten vorliegen.

* keine Daten

AA mg je Portion	EPA mg je Portion	DHA mg je Portion	EPA + DHA mg je Portion	Fettsäuren-Faktor
32	236	443	679	★★
11	101	338	439	★★
22	49	212	261	★★
23	33	163	196	★
70	1367	1980	3347	★★★
245	1385	2082	3467	★★★
13	93	88	181	★
68	206	160	366	★★
7	350	165	515	★★
19	51	12	63	✪
190	170	80	250	★
67	132	112	244	★
120	240	540	780	★★
35	52	123	175	★
*	458	866	1324	★★★
130	205	230	435	★★
26	140	496	636	★★
50	65	191	256	★★
119	193	103	296	★★
190	749	1860	2609	★★★
125	150	395	545	★★
21	84	103	187	★
43	91	199	290	★★
16	290	290	580	★★

✪ AA = < 20 mg/Portion
✪✪ AA = 20–250 mg/Portion
✪✪✪ AA = > 250 mg/Portion

★ EPA+DHA = 150–250 mg/Portion
★★ EPA+DHA = 250–1000 mg/Portion
★★★ EPA+DHA = > 1000 mg/Portion

Nahrungsmittel	Portion in g	kcal je Portion
Flunder, geräuchert	30	33
Heilbutt, geräuchert (Schwarzer Heilbutt)	30	67
Hering, mariniert (Bismarckhering)	30	63
Katfisch (Steinbeißer), geräuchert	30	63
Makrele, geräuchert	30	67
Ölsardinen in Dosen	30	66
Rotbarsch (Goldbarsch), geräuchert	30	43
Salzhering	30	65
Schellfisch, geräuchert	30	28
Schillerlocken	30	91
Seelachs, geräuchert	30	30
Sprotte, geräuchert	30	73
FLEISCH UND GEFLÜGEL		
Geflügel		
Brathähnchen	100	166
Hähnchenbrust, mit Haut	100	145
Hähnchenkeule (Schlegel), mit Haut	100	174
Hühnerleber	100	131
Pute, Jungtiere (Babyputer)	100	151
Puter (Truthahn), ausgewachsene Tiere	100	157
Putenbrust, ohne Haut	100	105
Putenkeule, ohne Haut	100	114
Suppenhuhn	100	257

Unter dem Fettsäuren-Faktor wird die Fettsäurengruppe genannt, die bei den jeweiligen Lebensmitteln im Vordergrund steht und für die Daten vorliegen.

* keine Daten

AA mg je Portion	EPA mg je Portion	DHA mg je Portion	EPA + DHA mg je Portion	Fettsäuren-Faktor
10	44	49	93	✪
15	134	203	337	★★
10	550	183	732	★★
20	98	118	215	★
23	307	569	877	★★
27	360	372	732	★★
110	118	71	189	★
7	529	176	705	★★
4	15	35	51	✪
185	459	993	1452	★★★
3	27	91	119	✪
23	441	631	1072	★★★
226	7	105	112	✪✪
161	6	114	120	✪✪
330	*	93	93	✪✪✪
150	24	61	85	✪✪
143	*	17	17	✪✪
179	*	21	21	✪✪
55	*	*	*	✪✪
170	*	*	*	✪✪
850	*	460	460	✪✪✪

✪ AA = ‹ 20 mg/Portion
✪✪ AA = 20–250 mg/Portion
✪✪✪ AA = › 250 mg/Portion
★ EPA+DHA = 150–250 mg/Portion
★★ EPA+DHA = 250–1000 mg/Portion
★★★ EPA+DHA = › 1000 mg/Portion

Nahrungsmittel	Portion in g	kcal je Portion
Kalbfleisch		
Kalbsleber	100	130
Kalbfleisch ohne Fett (Muskelfleisch)	100	95
Rindfleisch		
Rinderfilet	100	121
Rinderherz	100	121
Rinderhüfte (Schwanzstück)	100	107
Rinderleber	100	130
Rinderlende (Roastbeef)	100	130
Rinderschulter (Bug)	100	129
Rindfleisch ohne Fett (Muskelfleisch)	100	105
Schweinefleisch		
Schweinefleisch ohne Fett (Muskelfleisch)	100	105
Schweineherz	100	97
Schweineleber	100	129
Schweineniere	100	96
Sonstige		
Pferd	100	108
Fleischwaren – Wurstwaren		
Leberwurst, grob	30	98
Schinken, gesalzen und gekocht	30	38
Schweinebauch, geräuchert	30	112
Speck, durchwachsen	30	186
GETREIDE UND GETREIDEPRODUKTE		
Weizen, Korn	60	178

Unter dem Fettsäuren-Faktor wird die Fettsäurengruppe genannt, die bei den jeweiligen Lebensmitteln im Vordergrund steht und für die Daten vorliegen.

* keine Daten

AA mg je Portion	EPA mg je Portion	DHA mg je Portion	EPA + DHA mg je Portion	Fettsäuren-Faktor
352	*	*	*	✪✪✪
53	*	*	*	✪✪
32	*	*	*	✪✪
48	*	*	*	✪✪
19	*	*	*	✪
210	*	*	*	✪✪
35	*	*	*	✪✪
42	*	*	*	✪✪
16	*	*	*	✪
36	25	22	47	✪✪
190	91	78	169	✪✪
491	176	212	388	✪✪✪
351	136	107	243	✪✪✪
120	*	*	*	✪✪
60	*	*	*	✪✪
15	*	*	*	✪
39	*	*	*	✪✪
75	*	*	*	✪✪
2	*	*	*	✪

✪ AA = ‹ 20 mg/Portion
✪✪ AA = 20–250 mg/Portion
✪✪✪ AA = › 250 mg/Portion

★ EPA+DHA = 150–250 mg/Portion
★★ EPA+DHA = 250–1000 mg/Portion
★★★ EPA+DHA = › 1000 mg/Portion

Antioxidantien – Schutz für ungesättigte Fettsäuren

Die ungesättigten Fettsäuren müssen vor Oxidation (Verderb, der durch die Anlagerung von Sauerstoff entsteht) geschützt werden. Sehr guten Schutz dabei bieten die Antioxidantien. Einer der wichtigsten Vertreter ist Vitamin E, es schützt die ungesättigten Fettsäuren vor dem Angriff freier Radikale – das sind Molekülteile, die Oxidationsprozesse auslösen. Je mehr ungesättigte Bindungen in einem Fettsäurenmolekül enthalten sind, desto mehr Vitamin E wird benötigt.

Folgende Tabelle gibt einen Überblick, welche Mengen an Vitamin E für den Fettsäurenschutz nötig sind:

Fettsäure	Anzahl der ungesättigten Bindungen	Milligramm erforderliche Vitamin-E-Menge je Gramm ungesättigte Fettsäure
Ölsäure	1	0,06
Linolsäure	2	0,4
Alpha-Linolensäure	3	0,6
Arachidonsäure	4	0,8
EPA	5	1,0
DHA	6	1,2

Die sehr wertvollen Fettfische, die reichlich langkettige mehrfach ungesättigte Fettsäuren liefern, enthalten selbst nicht ausreichend Vitamin E als Oxidationsschutz. Kombinieren Sie daher fettreiche Fische mit hohem Gehalt an langkettigen, mehrfach ungesättigten Fettsäuren immer mit Vitamin-E-reichen Lebensmitteln.

INFO:

Die regelmäßige Aufnahme Vitamin-E-reicher Lebensmittel ist genau so wichtig wie die Versorgung mit mehrfach ungesättigten Fettsäuren.
Zur Orientierung: Für Erwachsene werden pro Tag 14 Milligramm Vitamin E empfohlen.

Reich an Vitamin E sind Pflanzenöle, Nüsse und Samen, verschiedene Gemüse und einige Obstsorten. Die Tabelle S. 81 informiert über Lebensmittel, die reich an Vitamin E sind.

Zusammenwirken natürlicher Antioxidantien

Vitamin E schützt die ungesättigten Fettsäuren effektiv vor Sauerstoffradikalen. Damit es seine Funktion als Radikalfänger fortdauernd ausüben kann, muss Vitamin E seinerseits ständig regeneriert werden. Diese Aufgabe wird im Organismus durch verschiedene ebenfalls antioxidativ wirkende Substanzen übernommen. Besonders wichtig sind Vitamin C, daneben Ubichinone (wie Coenzym Q10), selenhaltige Enzymsysteme und schwefelhaltige Eiweißbausteine.

INFO:

Für Erwachsene wird eine tägliche Vitamin-C-Zufuhr von 100 Milligramm empfohlen.
Die angemessene Zufuhrhöhe für Selen wird auf 30 bis 70 Mikrogramm pro Tag geschätzt.

- Obst, Gemüse und Kartoffeln sind die besten Quellen für Vitamin C.
- Gemüse ist eine gute Quelle für Q10.
- Gute Selenquellen sind Getreide, Kartoffeln, Gemüse, Fisch, Geflügel, Fleisch, Innereien, Paranüsse und Kokosnüsse.

Auch Carotinoide fangen Radikale

Carotinoide sind die Vorstufen von Vitamin A. Weiterhin schützen diese bioaktiven Pflanzenstoffe andere Substanzen vor Oxidation. Zum Beispiel bieten sie wirkungsvollen Schutz vor LDL-Oxidation und damit effektive Vorbeugung vor der Entstehung von Arteriosklerose. Wegen der Bedeutung der Carotinoide, vorbeugend vor Arteriosklerose und Krebs zu wirken, wird ein Schätzwert von 2 bis 4 Milligramm Beta-Carotin pro Tag angegeben. Gute Quellen für Carotinoide sind:

- gelbe, orangefarbene und rote Obst- und Gemüsesorten,
- grüne Gemüse und
- Getreide.

Info:

Täglich fünf Portionen Obst und Gemüse in Verbindung mit abwechslungsreichen, ausgewogenen Mahlzeiten sind ein guter Schutz für die ungesättigten Fettsäuren.

Tipps für den Schutz der Fette im Haushalt

Für den Schutz der Fette und Öle vor oxidativem Verderb kann auch im Haushalt mit einfachen Mitteln eine Menge erreicht werden. Wichtig für den Schutz sind besonders Kühllagerung sowie der Ausschluss von Luftsauerstoff und UV-Licht. Öle sollten deshalb möglichst schon in getönten Flaschen oder Dosen gekauft werden. Die Kühllagerung ist nach dem Öffnen der Flaschen besonders wichtig. Zusätzlich sollten Öle nicht überhitzt werden.

Tipp:

Kaufen Sie leicht verderbliche Öle nur in kleinen Mengen, achten Sie besonders auf Lichtschutzverpackungen und bewahren Sie die Öle ausschließlich im Kühlschrank auf.

Vitamin-E-reiche Lebensmittel	Portion in Gramm	Milligramm Vitamin E je Portion	% der Empfehlung (14 mg)
Öle, Nüsse und Samen			
Distelöl (Safloröl)	10	4,8	34%
Erdnussöl	10	2,6	18%
Maiskeimöl	10	3,1	22%
Rapsöl (Rüböl)	10	3,0	21%
Sesamöl	10	2,8	20%
Sojaöl	10	2,9	21%
Sonnenblumenöl	10	5,0	36%
Traubenkernöl	10	3,7	26%
Weizenkeimöl	10	18,5	132%
Erdnuss	15	1,5	11%
Haselnuss	15	4,0	29%
Mandel, süß	15	3,8	27%
Sonnenblumenkerne, geschält	15	3,3	23%
Gemüse			
Grünkohl (Braunkohl)	200	3,4	24%
Kürbis	200	2,2	16%
Paprikafrüchte	200	5,0	36%
Rotkohl (Blaukraut)	200	3,4	24%
Schwarzwurzel	200	12,0	86%
Spargel	200	4,2	30%
Spinat	200	2,8	20%
Tomate (Paradeiser)	200	1,6	11%
Weißkohl (Weißkraut)	200	3,4	24%
Wirsing	200	5,0	36%
Obst			
Heidelbeeren (Blaubeere)	150	4,1	29%
Himbeeren	150	1,4	10%
Johannisbeeren (Ribisel)	150	2,9	20%
Mango	150	1,5	11%
Pfirsich	150	1,5	11%

Tipps für fettbewusste Tage

Mit dem Einkauf fängt es an

- Kaufen Sie so häufig wie möglich natürliche und unveränderte Lebensmittel.
- Bevorzugen Sie fettarmes Fleisch und Geflügel, fettarme Wurst, Milch und Milcherzeugnisse.
- Kaufen Sie Fix- und Fertigprodukte nur selten. Die Menge und vor allem die Qualität der zugesetzten Fette sind oft nicht sicher zu ermitteln.
- Lassen Sie sich nicht verwirren von den Werbesprüchen auf der Vorderseite der Produkte. Suchen Sie bei Lebensmitteln, die Sie noch nicht kennen, nach der Zutatenliste. Die Inhaltsstoffe sind in absteigender Reihenfolge, entsprechend ihren Anteilen aufgeführt.
- Orientieren Sie sich nicht allein am Fettgehalt. Bei verarbeiteten fettreduzierten Lebensmitteln wie gesüßten Milchprodukten wird häufig viel Zucker als Ausgleich zugesetzt. Trotz geringem Fettgehalt enthalten diese Produkte aber reichlich Kilokalorien!

Wichtig!

Der Austausch von normalfetten Lebensmitteln gegen fettreduzierte Lebensmittel zeigt nur dann positive Wirkung, wenn die Menge, die gegessen wird, die gleiche bleibt. Weitere Tipps, wie Sie effektiv Fett einsparen können, finden Sie in der Tabelle ab S. 84.

- Neu im Handel sind fettreduzierte salzige Snacks. »30% fettreduziert« bedeutet jedoch nicht, dass diese Produkte auch entsprechend kalorienreduziert sind!
- Lassen Sie sich nicht verführen, mehr zu essen, weil ein Produkt fettreduziert ist. Wird zum Beispiel der Käse dicker geschnitten, weil das Produkt fettarm ist, werden in der Summe mehr Kalorien und oft sogar mehr Fette gegessen als zuvor.

Starten Sie schon beim Frühstück mit gesunden Pflanzenfetten in den Tag

- Müslifans haben es super einfach, viele gute Fette zu frühstücken. Die Fette vom Müsli können sehr gut mit hochwertigen Fetten aus Mandeln, Nüssen oder Samen ergänzt werden (vergleiche auch Rezept S. 86).
- Brotfans können eine gute Pflanzenmargarine verwenden und die Käsemenge klein halten. Ein Joghurt mit frischen Früchten und einer Hand voll Walnüssen ist eine ausgezeichnete Ergänzung oder ein ideales zweites Frühstück.

Nehmen Sie Pflanzenöle bei der Zubereitung warmer Mahlzeiten

- Rapsöl und Sojaöl sind gute Öle zum Dünsten und sanften Braten.
- Essen Sie wöchentlich regelmäßig Fischmahlzeiten. Kombinieren Sie vor allem die wertvollen Fettfische mit Vitamin-E-reichen Lebensmitteln (S. 81).
- Essen Sie möglichst magere Produkte von Landtieren, und dies möglichst nur 2- bis 3-mal pro Woche.
- Essen Sie regelmäßig Hülsenfrüchte.
- Gemüse oder Salat sollte als fester Bestandteil dazugehören. Verwenden Sie auch hier hochwertige Pflanzenöle bei der Zubereitung.

Essen Sie täglich Salat zur Brotmahlzeit

- Rapsöl kombiniert mit Olivenöl (wer mag, auch mit Sesamöl) ist gut geeignet für ein fettbewusstes Salatdressing. Auch die Kombination aus Rapsöl und Leinöl ist empfehlenswert.
- Essen Sie gutes Vollkornbrot und halten Sie Maß bei den Belagmengen.

HAUSHALTSTIPPS ZUR FETTREDUZIERUNG

Mit nachfolgenden Tipps können Sie jeden Tag sehr wirkungsvoll Fett, besonders gesättigte Fettsäuren, einsparen.

	Fettspar-Tipp
Butter unter Marmelade	Gleiche Menge Frischkäse oder körniger Frischkäse statt Butter
Doppelrahmfrischkäse	Gleiche Menge Rahmfrischkäse mit 17% Gesamtfett
Schnittkäse mit 45% Fett i.Tr.	Gleiche Menge Schnittkäse mit 30% Fett i.Tr. (= 17% Gesamtfett)
Dicke Käsescheiben auf dem Brot	Käse vom Stück mit einem guten Käsehobel dünn hobeln
Streichfett unter Käse/Wurst	Am besten weglassen – in Käse und Wurst steckt Fett schon drin
Wurst/Aufschnitt	Schinken/Braten
Sahne in Koch- und Saucenrezepten	Hälfte der Sahne durch fettarme Milch oder Gemüsebrühe ersetzen
Crème fraîche in Koch- und Saucenrezepten	Die Hälfte der Crème-fraîche-Menge durch fettarme Milch oder Gemüsebrühe ersetzen
Vollmilch	Gleiche Menge fettarme Milch
Vollmilchjoghurt	Gleiche Menge fettarmer Joghurt
Milchshake aus Vollmilch	Gleiche Menge fettarme Milch oder Buttermilch
Reichlich Öl zum Kochen und für Salate	Ölmenge konsequent abmessen – je Portion 1 bis 2 Esslöffel
Mayonnaise für Salate	Angegebene Mayonnaisemenge ersetzen durch 1–2 EL Mayonnaise + 1 EL Senf + Rest mit 0,1%- oder 1,5%igem Joghurt ergänzen + kräftig würzen
Paniertes Schnitzel/Fischfilet	Natur gebratenes Schnitzel/Fischfilet in wenig Öl in beschichteter Pfanne
Mett	Tatar oder mageres Schinkenmett
Kartoffelsalat mit Mayonnaise	Kartoffelsalat mit Essig und Öl und frischen Kräutern würzen

Der gesunde Lebensstil gehört dazu

Gutes Öl und Fischmahlzeiten ja, aber ansonsten eine ungesunde Lebensweise? Das wird nicht funktionieren! Fettbewusstes Essen wirkt am effektivsten im Rahmen eines bewussten Lebensstils.

Dazu gehören:

- Eine ausgewogene Ernährung, mit täglich fünf Portionen Obst und Gemüse. Dabei sollten Obst und Gemüse möglichst abwechslungsreich und nach jahreszeitlichem Angebot ausgewählt werden.
- Eine ausreichende Flüssigkeitszufuhr. 1,5 bis 2 Liter Wasser zusätzlich zum Wassergehalt der Lebensmittel sind meist ausreichend. Bei hohen Wasserverlusten wegen Schwitzens, Durchfallerkrankungen oder Erbrechen kann der Bedarf leicht doppelt so hoch sein.
- Rauchstopp und Alkohol in Maßen sind ein effektiver Schutz vor freien Radikalen.
- Regelmäßige körperliche Aktivität verbessert die Blutfette – das »gute« HDL-Cholesterin steigt und schützt dadurch aktiv vor Gefäßverengungen. Regelmäßig bewegen bedeutet mehrmals in der Woche – am Besten täglich – für mindestens 30 Minuten. Bei der Steigerung der körperlichen Bewegung geht es um mäßige, jedoch regelmäßige Bewegung, ohne dass sportliche Hochleistungen erbracht werden.
- Welche Bewegungsarten zu empfehlen sind, hängt vom Alter und dem körperlichen Trainingszustand ab. Besprechen Sie dies mit Ihrem Arzt.

Tipp:

Fast alle Krankenkassen unterstützen ihre Versicherten im Rahmen der Gesundheitsförderung durch qualitätsgeprüfte Kursprogramme zur Vollwerternährung, Gewichtsreduktion, Bewegung, Entspannung und Rauchentwöhnung.

Rezepte für eine optimale Fettsäurenzufuhr

Walnuss-Müsli

Zutaten für 4 Portionen
4 große Äpfel
500 g fettarmer Joghurt
60 g Vollkornhaferflocken
60 g gehackte Walnüsse
200 g Himbeeren (frisch oder TK)

Zubereitung
1 Äpfel fein raspeln.
2 Mit dem Joghurt vermischen.
3 Haferflocken und Walnüsse unterrühren.
4 Auf Teller verteilen und mit den Himbeeren garnieren.

Dieses leckere Müsli bietet Ihnen einen ausgezeichneten Start in einen fettbewussten Tag.

Pro Portion:
305 kcal (1274 kJ)
35 g Kohlenhydrate, 10 g Eiweiße
6 mg Cholesterin
13 g Gesamtfette,
davon 3 g GFS, 3 g EUFS, 6 g Omega-6-FS,
1 g Omega-3-FS *
* soweit Daten vorliegen

Nudeln mit Thunfisch in Tomatensauce

Zutaten für 4 Portionen

2 kleine Zwiebeln in feinen Würfeln
4 EL Rapsöl
400 g Thunfischsteaks
(frisch oder TK), in Würfel geschnitten
1 große Dose Tomaten (400 g)
4 EL Kapern
Salz, Pfeffer aus der Mühle
400 g Nudeln aus Hartweizengrieß
1 Hand voll Blattpetersilie oder Basilikum in feinen Streifen

Zubereitung

1. Zwiebeln in einer beschichteten Pfanne in dem Rapsöl goldgelb anschwenken.
2. Thunfischstücke zugeben und rundum anbraten.
3. Tomaten und Kapern zufügen, salzen, pfeffern und alles für ca. 20 Minuten sanft köcheln lassen.
4. In der Zwischenzeit die Nudeln nach Packungsangabe al dente kochen.
5. Nudeln und Sauce in einer vorgewärmten Schüssel mischen und mit den Kräutern bestreuen. Mit Thunfischsteaks auf Tellern anrichten.

Mit diesem Gericht sorgen Sie für eine optimale Fettsäurebalance. Verwenden Sie statt Thunfisch auch mal frischen Lachs.

Pro Portion:
735 kcal (3072 kJ)
83 g Kohlenhydrate, 37 g Eiweiße
Cholesterin (keine Daten vorhanden)
28 g Gesamtfette,
davon 5 g GFS, 11 g EUFS, 3 g Omega-6-FS,
5 g Omega-3-FS *
*** soweit Daten vorliegen**

Stremellachs mit Senf-Dill-Sauce

Zutaten für 4 Portionen

200 g Stremellachs

für die Sauce

$^1/_2$ bis 1 Bund (je nach Menge) geputzter Dill
3 TL Senf
1 bis 2 TL Orangensaft
2 TL Ahornsirup
4 EL Rapsöl

Zubereitung

1. Dill sehr fein schneiden, die übrigen Saucenzutaten glatt rühren (evtl. einen Pürierstab benutzen) und den Dill untermischen. Die Sauce soll einen feinscharfen, süßlichen Geschmack haben.
2. Lachs kurz im vorgeheizten Ofen bei 150 °C erwärmen. Er bekommt dann einen wunderbaren Geschmack, wie frisch aus dem Rauch.
3. Jetzt den duftenden Fisch auf Tellern mit einer Portion Sauce angerichtet servieren.

Schon Farben und Düfte verwöhnen die Sinne, der Geschmack ist ein Genuss. Ihr Körper wird mit ausreichend guten Fetten versorgt. Und durch das Rapsöl ist genügend Vitamin E zum Schutz enthalten. Als perfekte Beilage eignen sich bestes Brot und ein bunter Salat.

Pro Portion:
262 kcal (1096 kJ)
3 g Kohlenhydrate, 15 g Eiweiße
32 mg Cholesterin
21 g Gesamtfette,
davon 3 g GFS, 11 g EUFS, 3 g Omega-6-FS,
4 g Omega-3-FS *
*** soweit Daten vorliegen**

Blattsalat mit Paprika, Orange und gerösteten Sonnenblumenkernen

Zutaten für 4 Portionen

1 geputzter Salat nach Angebot
(Römischer Salat, Eichblattsalat oder Eisbergsalat)
1 geputzte rote Paprika
1 geschälte Orange
4 EL Sonnenblumenkerne

für das Dressing

3 EL Rapsöl
1 EL Leinöl
2 EL weißer Balsamessig
2 bis 4 EL Orangensaft
2 TL Honig, Salz, Pfeffer aus der Mühle

Zubereitung

1 Salat je nach Größe vierteln oder achteln und quer in Streifen schneiden.
2 Paprika achteln und in feine Streifen schneiden.
3 Orange achteln und in Scheibchen schneiden.
4 Sonnenblumenkerne in einer trockenen Pfanne leicht goldgelb rösten und beiseite stellen.
5 Die Dressingzutaten verrühren.
6 Salat gleichmäßig auf Teller verteilen, Paprikastreifen und Orangenscheibchen darauf anrichten. Dressing darüber geben, mit den gerösteten Kernen garnieren.

Pro Portion:
211 kcal (887 kJ)
13 g Kohlenhydrate, 4 g Eiweiße
‹ 0,3 mg Cholesterin
16 g Gesamtfette,
davon 1 g GFS, 6 g EUFS, 5 g Omega-6-FS,
2 g Omega-3-FS *
*** soweit Daten vorliegen**

Zum Nachschlagen

Glossar

Antioxidantien: Schützen ungesättigte Fettsäuren vor dem Angriff freier Radikale. Wichtige Vertreter sind Vitamin C und E.
Cholesterin: Ist ein Bestandteil von Membranen aller Körperzellen sowie Ausgangssubstanz wichtiger Hormone.
Einfach ungesättigte Fettsäuren (EUFS): Fettsäuren, die eine Kohlenstoffdoppelbindung enthalten, z. B. die Ölsäure.
Fette: Die größten Energielieferanten des Körpers mit 9 Kilokalorien pro Gramm Fett. Sie haben wichtige Schutz- und Speicherfunktionen und dienen als Baufett.
Gesättigte Fettsäuren (GFS): Sind Fettsäuren, bei denen alle Wasserstoffatome an Kohlenstoffketten gebunden sind.
HDL: Das sog. »gute« Cholesterin. Es hält die Arterien frei von Cholesterin und schützt so vor Gefäßverengung.
LDL: Das sog. »schlechte« Cholesterin. Es transportiert das Cholesterin von der Leber zu den Körpergeweben. Somit kann Cholesterin an den Arterienwänden abgelegt werden und die Gefäße verstopfen.
Mehrfach ungesättigte Fettsäuren (MUFS): Enthalten zwei oder mehrere Kohlenstoffdoppelbindungen. Einige MUFS sind essentiell und müssen deshalb über die Nahrung aufgenommen werden (Omega-3- und Omega-6-Fettsäuren).
Omega-3-Fettsäuren: Lebenswichtige (essentielle) hoch ungesättigte Fettsäuren. Viel in Fettfischen enthalten.
Omega-6-Fettsäuren: Sie gehören ebenfalls zu den essentiellen Fettsäuren. Es sollte auf einen Ausgleich zwischen Omega-3-Fettsäuren und Omega-6-Fettsäuren geachtet werden. Viel in Sonnenblumenöl.
Phytosterine: Fettähnliche Substanzen aus pflanzlichen Lebensmitteln, die einen zu hohen Cholesterin-Spiegel reduzieren, indem sie das Cholesterin binden, wenn beide Substanzen zeitgleich aufgenommen werden.
Transfettsäuren: Sind ein natürlicher Bestandteil der Fette von Landtieren, entstehen auch bei der partiellen Härtung von Ölen.

Bücher, die weiterhelfen

aid, Herausgeber: *Speisefette*, 14. überarbeitete Auflage 2006, www.aid.de

Deutsche Gesellschaft für Ernährung, Herausgeber: *Ernährungsbericht 2004*; Frankfurt/Main

Deutsche Gesellschaft für Ernährung: *Referenzwerte für die Nährstoffzufuhr*; Frankfurt/Main

D-A-CH-Referenzwerte, Herausgeber:
Deutsche Gesellschaft für Ernährung (DGE)
Österreichische Gesellschaft für Ernährung (ÖGE)
Schweizerische Gesellschaft f. Ernährungsforschung (SGE)
Schweizerische Vereinigung für Ernährung (SVE)
Umschau Braus GmbH, Frankfurt am Main

Deutsche Gesellschaft für Ernährung e. V.: *Evidenzbasierte Leitlinie: Fettkonsum und Prävention ausgewählter ernährungsmitbedingter Krankheiten*; Bonn; November 2006

Elmadfa, I.: *Ernährungslehre*; Ulmer Verlag, Stuttgart

Elmadfa, I. et al.: *Österreichischer Ernährungsbericht 2003*; Herausgeber: Institut für Ernährungswissenschaften der Universität Wien; Wien

Elmadfa, I.; Fritzsche, D.: *Unsere Lebensmittel*; Ulmer Verlag, Stuttgart

Elmadfa, I.; Leitzmann, C.: *Ernährung des Menschen*; Ulmer Verlag, Stuttgart

Elmadfa, I.; Weichselbaum et al.: *European Nutrition and Health Report*; Wien

Souci, S. W.; Fachmann, W.; Kraut, H.: *Die Zusammensetzung der Lebensmittel*. Herausgeber: Deutsche Forschungsanstalt für Lebensmittelchemie, Garching; www.sfk-online.de; basierend auf der 6. revidierten und ergänzten Auflage, bearbeitet von Eva Kirchhoff
Letztes Update: Januar 2005
Medpharm Online Datenbank, Stuttgart

Bücher aus dem Gräfe und Unzer Verlag

Bohlmann, F.: *Gesund essen – Cholesterin im Griff*;
Bohlmann, F.; Keysser, Dr. med. G.: *Gesund essen bei Rheuma*;
Elmadfa, Prof. Dr. I.; Aign, W.; Fritzsche, Dipl. oec. troph. D.: *Nährwerte*;
Elmadfa, Prof. Dr. I.; Aign, W.; Muskat, Prof. Dr. E.; Fritzsche, Dipl. oec. troph. D.: *Die große GU Nährwert Kalorien Tabelle*;
Fritzsche, Dipl. oec. troph. D.: *Diabetes;*

Adressen, die weiterhelfen

Deutsche Gesellschaft für Ernährung (DGE)
Godesberger Allee 18
53175 Bonn
www.dge.de

Österreichische Gesellschaft für Ernährung
Zaunergasse 1-3 (Palais Fanto)
1030 Wien
www.oege.at

Schweizerische Gesellschaft für Ernährung
Effingerstr. 2
Postfach 8333
3001 Bern
www.sge-ssn.ch

Die Rezepte wurden zusammengestellt von
Doris Fritzsche und Elisabeth Sell,
Praxis für Ernährungstherapie und Beratung, Wolfenbüttel
www.contura-gesundheit.de

Register

Impressum

Programmleitung: Ulrich Ehrlenspiel
Redaktion: Lea Hoy
Lektorat: Christina Wiedemann
Gestaltung und Layout: independent Medien-Design, München
Herstellung: Gloria Pall
Fotos: Cover vorn: H. Bischof. Cover hinten: Jump (li.), Gettyimages (o. re.), Stockfood (u. re.)
Illustrationen: Detlef Seidensticker
Satz: Filmsatz Schröter GmbH, München
Druck und Bindung: Ludwig Auer GmbH, Donauwörth

ISBN 978-3-8338-0376-5

1. Auflage 2007

GRÄFE UND UNZER

Ein Unternehmen der
GANSKE VERLAGSGRUPPE

100 JAHRE GANSKE VERLAGSGRUPPE